本草崇原集说

清·仲昂庭◎著

曹　瑛◎校注

中医非物质文化遗产临床经典读本

第二辑

中国健康传媒集团
中国医药科技出版社

图书在版编目（CIP）数据

本草崇原集说 /（清）仲昴庭著；曹瑛校注 . — 北京：中国医药科技出版社，2020.7

（中医非物质文化遗产临床经典读本 . 第二辑）

ISBN 978-7-5214-1745-6

Ⅰ．①本…　Ⅱ．①仲…②曹…　Ⅲ．①本草－中国－清代

Ⅳ．① R281.3

中国版本图书馆 CIP 数据核字（2020）第 060666 号

美术编辑　陈君杞

版式设计　也　在

出版　**中国健康传媒集团**｜中国医药科技出版社

地址　北京市海淀区文慧园北路甲 22 号

邮编　100082

电话　发行：010 - 62227427　邮购：010 - 62236938

网址　www.cmstp.com

规格　880 × 1230mm $\frac{1}{32}$

印张　9 $\frac{1}{8}$

字数　196 千字

版次　2020 年 7 月第 1 版

印次　2020 年 7 月第 1 次印刷

印刷　三河市万龙印装有限公司

经销　全国各地新华书店

书号　ISBN 978-7-5214-1745-6

定价　**35.00 元**

获取新书信息、投稿、为图书纠错，请扫码联系我们。

《本草崇原集说》三卷，清·仲学辂（字昴庭）著。

康乾年间，张志聪、高世栻撰《本草崇原》三卷，摘录《本草纲目》所载《本经》药物，分为上、中、下三品，以五运六气之理，作崇本求原之论，对《本经》条文详加注释和考订。仲昴庭尊崇张、高二人探五运六气之原、明阴阳消长之理的学术思想，以《本草崇原》为基础，增入《神农本草经读》《本草经解》《神农本草经百种录》《侣山堂类辩》《医学真传》等书的内容，并参以己说，纂成此书。

《本草崇原集说》收载药物290种，种类、编次基本与《本草崇原》相同。各药之下，首载《本草崇原》内容，继之以诸家论说，间附仲氏评注，多个人学术见解。

本书在继承古人用药经验、深入研究中药源流等方面具有一定的参考价值，对于临床用药也具有重要的指导意义。

《中医非物质文化遗产临床经典读本》

编 委 会

学术顾问 （按姓氏笔画排序）

马继兴　王永炎　王新陆　邓铁涛　史常永

朱良春　李今庸　何　任　余瀛鳌　张伯礼

张灿玾　周仲瑛　郭子光　路志正

名誉主编 王文章

总　主　编 柳长华　吴少祯

编　　委 （按姓氏笔画排序）

丁　侃　于　恒　王　玉　王　平　王　体

王　敏　王宏利　王雅丽　孔长征　艾青华

古求知　申玮红　田思胜　田翠时　成　莉

吕文瑞　朱定华　刘　洋　刘光华　刘燕君

孙洪生　李　刚　李　君　李玉清　李禾薇

李永民　李仲平　李怀之　李海波　李超霞

杨　洁　步瑞兰　吴晓川　何　永　谷建军

宋白杨　张文平　张永鹏　张芳芳　张丽君

张秀琴　张春晖　陈　婷　陈雪梅　邰东梅

范志霞　国　华　罗　琼　金芬芳　周　琦

柳　璇　侯如艳　贾清华　顾　漫　郭　华

郭新宇　曹　瑛　曹金虎　黄　娟　常　地

谢静文　靳国印　翟春涛　穆俊霞

出版者的话

中国从有文献可考的夏、商、周三代，就进入了文明的时代。中国人认为自己是炎黄的子孙，若以此推算，中国的文明史可以追溯到五千年前。中华民族崇尚自然，形成了"天人合一"的信仰，中医学就是在这种信仰的基础上产生的一种传统医学。

中医的起源可以追溯到炎帝、黄帝时期，根据考古、文献记载和传说，炎帝神农氏发明了用药物治病，黄帝轩辕氏创造脏腑经脉知识，炎帝和黄帝不仅是中华民族的始祖，也是中医的缔造者。

大约在公元前1600年，商代的伊尹发明了用"汤液"治病，即根据不同的证候把药物组合在一起治疗疾病，后世称这种"汤液"为"方剂"，这种治病方法一直延续到现在。由此可见，中华民族早在3700多年前就发明了把各种药物组合为"方剂"治疗疾病，实在令人惊叹！商代的彭祖用养生的方法防治疾病，中国人重视养生的传统至今深入民心。根据西汉司马迁《史记》的记载，春秋战国时期的扁鹊秦越人善于诊脉和针灸，西汉仓公淳于意善于辨证施治。这些世代传承积累的医药知识，到了西汉时期已蔚为大观。汉文帝下诏命刘向等一批学者整理全国的图书，整理后的图书分为六大类，即六艺、诸子、诗赋、兵书、术数、方技，方技即医学。刘向等校书，前后历时27年，是对中国历史文献最

1

为壮观的结集、整理、研究，真正起到了上对古人、下对子孙后代的承前启后的作用。后之学者，欲考中国学术的源流，可以此为纲鉴。

这些记载各种医学知识的医籍，传之后世，被尊为经典。医经中的《黄帝内经》，记述了生命、疾病、诊疗、药物、针灸、养生的原理，是中医学理论体系形成的标志。这部著作流传了2000多年，到现在，仍被视为学习中医的必读之书，且早在公元7世纪，就传播到了周边一些国家和地区，近代以来，更是被翻译成多种语言，在世界许多国家广泛传播。

经方医籍中记载了大量以方治病和药物的知识，其中有《汤液经法》一书，相传是伊尹所作。东汉时期，人们把用药的知识编纂为一部著作，称《神农本草经》，其中记载了365种药物的药性、产地、采收、加工和主治等，是现代中药学的起源。中国历代政府重视对药物进行整理规范，著名的如唐代的《新修本草》、宋代的《证类本草》。到了明代，著名医学家李时珍历经30余年研究，编撰了《本草纲目》一书，在世界各国产生了广泛影响。

东汉时期的张仲景，对医经、经方进行总结，创造了"六经辨证"的理论方法，编撰了《伤寒杂病论》，成为中医临床学的奠基人，至今仍是指导中医临床的重要文献。这部著作早在公元700年左右就传到日本等国家和地区，一直受到重视。

西晋时期，皇甫谧将《素问》《针经》和《黄帝明堂经》进行整理，编纂了《针灸甲乙经》，系统地记录了针灸的理论与实践，成为学习针灸的经典必读之书，一直传承到现在。这部著作也被翻译成多种语言，在世界各地广泛传播。

中医学在数千年的发展历程中，创造积累了丰富的医学理论与实践经验，仅就文献而言，保存下来的中医古籍就有1万余种。中医学独特的思想与实践，在人类社会关注健康、重视保护文化多样性和非物质文化遗产的背景下，显现出更加旺盛的生命力。

中医药学与中华民族所有的知识一样，是"究天人之际"的学问，所以，中国的学者们信守着"究天人之际，通古今之变，成一家之言"的至理。《素问·著至教论》记载黄帝与雷公讨论医道说："而道，上知天文，下知地理，中知人事，可以长久。以教众庶，亦不疑殆。医道论篇，可传后世，可以为宝。"这段话道出了中医学的本质。中医是医道，医道是文化、是智慧，《黄帝内经》中记载的都是医道。医道是究天人之际的学问，天不变，道亦不变，故可以长久，可以传之后世，可以为万世之宝。

医道可以长久，在医道指导下的医疗实践，也可以长久。故《黄帝内经》中的诊法、刺法至今可以用，《伤寒论》《金匮要略》《备急千金要方》《外台秘要》的医方今天亦可以用，《神农本草经》《证类本草》《本草纲目》的药今天仍可以用。

或许要问，时间太久了，没有发展吗？不需要创新吗？其实，求新是中华民族一贯的追求。如《礼记·大学》说："苟日新，日日新，又日新。"清人钱大昕有一部书叫《十驾斋养新录》，他以咏芭蕉的诗句解释"养新"之义说："芭蕉心尽展新枝，新卷新心暗已随，愿学新心养新德，长随新叶起新知。"原来新知是"养"出来的。

中华民族"和实生物，同则不继"的思想智慧，与当今国际社会提出的保护和促进文化多样性、保护人类的非物质文化遗产的需求相呼应。世界卫生组织2000年发布的《传统医学研究和评价方法指导总则》中，将"传统医学"定义为"在维护健康以及预防、诊断、改善或治疗身心疾病方面使用的各种以不同文化所特有的理论、信仰和经验为基础的知识、技能和实践的总和"，点明了文化是传统医学的根基。习近平总书记深刻指出:"中医药学是中国古代科学的瑰宝,也是打开中华文明宝库的钥匙。"这套丛书的整理出版,也是为了打磨好中医药学这把钥匙,以期打开中华文明这个宝库。

希望这套书的再版,能够带您回归经典,重温中医智慧,获得启示,增添助力!

中国医药科技出版社
2019 年 6 月

校注说明

　　仲学辂，字昴庭，清末医家，钱塘（今浙江杭州）人。博览群书，尤精医，善用古方，稀用峻药，常药到病除，曾治愈慈禧病，主持浙江医局，治愈患者众多。

　　《本草崇原集说》三卷，乃仲昴庭在张志聪、高世栻所撰《本草崇原》的基础上，增入陈修园《神农本草经读》、叶天士（实为姚球撰)《本草经解》、徐大椿《神农本草经百种录》、张志聪《侣山堂类辩》、高世栻《医学真传》等书的内容，并参以已说纂集而成。

　　《本草崇原》三卷，张志聪撰，书未成而殁于康熙十三年（1674），其后由弟子高世栻续补撰就，成书年代不详。乾隆三十二年（1767），由王琦（字琢崖）订正校勘，收入《医林指月》丛书，是为初刊本。该书摘录《本草纲目》所载《本经》药物233种，另有附品56种，分为上、中、下三品。各药首列《本经》条文，次以小字注文详加考订，又以大字注文形式，运用五运六气之理，作崇本求原之论，从性味、生成、阴阳五行属性、形色等入手，结合主治疾病之机制，阐明药物功效。本书着重阐释药性本原的思想，对陈修园等后世医家影响颇大。陈修园认为，张、高二氏"各出手眼，以发前人所未发"。陈修园撰《本草经读》时，较多引用了《本草崇原》的注文。仲昴庭亦尊崇张志聪、高世栻二人探五运六气之原、明阴阳消长之理的学术思想，特纂集《本草崇原集说》以彰显之。

《本草崇原集说》收载药物290种，种类、编次基本与《本草崇原》相同，只将鹿茸由上品移至中品，生姜由干姜中析出单列一条，对张氏原注烦冗处略有删节。各药之下，首载《本草崇原》内容，继之以诸家论说，间附仲氏评注。凡仲氏之语以"仲氏曰"为标记，或列为眉批，多个人学术见解，对前人学说较多评论。书末附录，系对陈修园《本草经读·附录》所载43种药物的集说。书中的"愚按"，乃《本草崇原》原文，张志聪自注之语；书中"王琢崖曰"，《本草崇原》原作"按"，内容当出自王琦之笔，仲氏为区别来源而改。

《本草崇原集说》约成书于清光绪二十六年（1900）。书初成，仲氏即殁，章炳森、王绍庸等参订后刊行于世。现存清宣统二年（1910）钱塘仲氏刻本，及1927年上海锦文堂石印本（简称石印本）。此次整理以前者为底本，后者为对校本，以书中所引书籍的通行本为他校本。具体校勘原则如下。

1. 原底本繁体竖排，今改为简体横排，并添加现代标点符号。

2. 运用校勘学方法，对原书进行校勘，并适当加以注释。

3. 原目录与正文偶有不合之处，据正文改目录者不出注，如原目录作"经读附录""元参""杨柳枝及根皮""皂荚刺"等，今据正文改为"本草经读附录集说""玄参""杨柳枝及根白皮""皂角刺"等；据目录改正文者出注说明。凡《本经》药物之外的附品，原目录均标有"附"字，正文因内容可了然，标题则无"附"字，今从其例。

4. 书中药名改为现代规范药名，如"黄耆"改为"黄芪"、"消石"改为"硝石"、"朴消"改为"朴硝"、"黄蘗"改为"黄檗"、"卮子"改为"栀子"、"蝦蟇"改为"蝦蟆"、"班蝥"改为"斑蝥"、"蜣蜋"改为"蜣螂"等。

5.古字改为今字，如"藏府"改为"脏腑"、"著"改为"着"、"沈"改为"沉"、"知"改为"智"、"内"改为"纳"等；异体字改为规范简化字，如"欵"改为"款"、"衔"改为"衔"、"嘅"改为"慨"、"黚"改为"肝"、"菴"改为"庵"。

6.原底本多眉批，今以小字前加"[批]"表示。据其评点内容置于相应位置，不明确者置于段末。

7.章炳森凡例第四条中所言原《本草崇原》书中的圈外格式，今均作另段处理，以突出文字的来源。

8.原底本每卷卷端有"钱塘张志聪隐庵注释，同邑高世栻士宗纂集，同邑仲学辂昂庭集说，余杭章炳森椿伯、归安王绍庸羹梅、慈溪林良琦舒青参校"字样，今特录于此，原文删除。

校注者

2020 年 1 月

序

　　《本草崇原》一书，康熙时钱唐张隐庵先生删定《神农本经》，探五运六气之原，阴阳消长之理，就原文逐加注释。乾隆时闽陈氏修园著《本草经读》半师其说，同时叶氏天士著《本草经解》，徐氏灵胎著《本草百种录》，虽见智见仁，各有心得，而皆以《本经》为纲。诚以药各有性，性者禀于阴阳运气，惟上古圣人观天察地，能明其性，故言本草必宗《本经》。近百年来，医学失传，务博者，辄读李时珍《纲目》等书，而浅陋之辈，则取《本草备要》《本草从新》《药性赋》诸篇，但知某药治某病，某病须某方，不探五运六气之原，不明阴阳消长之理，徒袭其用，未究其性，自欺欺人，良可慨已。钱塘①仲昴庭先生，余中表②伯叔行也。邃于理学，讲医一宗《本经》、长沙及张氏、高氏书，疏方用药神妙变化。曾征辟入都，供奉慈圣，归主杭垣医局二十余年。虑近时本草无善本也，爰取《崇原》为纲，附载《经读》《经解》《百种录》并张氏《侣山堂类辩》、高氏《医学真传》诸说，参酌己意，纂集成编，名曰《本草崇原集说》。属草甫定，先生遽归道山。残编零落，涂乙漫漶。余与王君羹梅，凤聆先生绪论，不揣固陋，汇集

---

① 　钱塘：原作"钱唐"，据文义改。

② 　中表：指与祖父、父亲的姐妹的子女的亲戚关系，或与祖母、母亲的兄弟姐妹的子女的亲戚关系。

各书，搜辑参校。凡先生遗墨咸录载之，不敢增损。间有眉批，列于《经读》《经解》诸本，而原文已经先生删去者，则并眉批亦节之。书成付梓，以竟先生之志。后之览者，因是编而上探五运六气之原、阴阳消长之理，医学日明，群生畅遂，庶不负先生纂集之苦心乎！

宣统元年己酉六月章炳森^①序

---

① 章炳森（1853—1928）：字寿人，号椿伯，后改名章篯。章太炎之兄。

《本草崇原》原序

　　《神农本草》谓之《本经》，计三百六十五种，以应周天之数。上品一百二十五种为君，无毒，主久服养命延年，益气轻身，神仙不老；中品一百二十种为臣，或有毒，或无毒，主通调血气，却邪治病；下品一百二十种为佐使，或有毒，或无毒，或大毒，主除寒热邪气，破积聚癥瘕，中病即止。夫天地开辟，草木始生，农皇仰观天之六气，俯察地之五行。六气者，厥阴、少阴、太阴、少阳、阳明、太阳三阴三阳是也。五行者，甲己运土，乙庚运金，丙辛运水，丁壬运木，戊癸运火，五运五行是也。本五运六气之理，辨草木、金石、虫鱼、禽兽之性，而合人之五脏六腑十二经脉，有寒热、升降、补泻之治。天地万物不外五行：其初产也，有东南西北中之五方；其生育也，有春夏秋冬长夏之五时；其形，有青黄赤白黑之五色；其气，有臊焦香腥腐之五臭；其质，有酸苦甘辛咸之五味。著为药性，开物成务，传于后世，词古义深，难于窥测。后人纂集药性，不明《本经》，但言某药治某病，某病须某药，不探其原，只言其治，是药用也，非药性也。知其性而用之，则用之有本，神变无方；袭其用而用之，则用之无本，窒碍难通。余故诠释《本经》，阐明药性，端本五运六气之理，解释详备，俾上古之言，了如指掌。运气之理，炳如日星，为格物致知、三才合一之道。其后人之不经臆

1

说，逐末忘本者，概置勿录。学者能于此会悟之，则神农观天察地、穷理尽性之学，庶几近之。后世之书，有涉讹谬者，摒弃勿道可也。

凡　例

　　——《神农本经》三百六十五种，应周天之数。《崇原》上品一百二十五种，数与《本经》合，内有附载三十二种，皆《本经》所无，则已删《本经》三十二种矣；中品一百三种，内附载十五种，亦删《本经》三十二种；下品六十一种，内附载四种，删《本经》六十三种。不知张氏当时删节何意，今编次品数悉仍张氏之旧，不补《本经》，以此书名《崇原集说》，非《本经》集说也。惟鹿茸一味，《本经》列中品，《崇原》列上品，仲氏改从《本经》，仍列中品。又生姜《崇原》附干姜条内，今依《经读》提出另列。

　　——《崇原》阐发药性皆从运气着笔，为诸家之冠，惟字句间有烦冗处，仲氏略加删改。今《崇原》下有与张氏原本不同者，皆仲氏所改也。阅者如欲寻张氏原文，自有《本草崇原》在。

　　——《经读》《经解》《百种录》所收药品，有为《崇原》所不载者不录，说不同而无精义者亦不录。删节笔削，悉具苦心，故每味下有采诸说、有不采诸说者。大约采《经读》者最多，《经解》《百种录》则间及之，并摘录《类辩》《真传》数则，总以《崇原》为主，诸说为辅。

　　——凡《崇原》《经读》《经解》《百种录》诸说皆逐一标明。《崇原》原本中间有"愚按"及"某某曰"等列之圈外者，仍照旧式。若仲氏说则列于后，更作圈以别之，仿《四书集注》圈外

1

注例也。亦有仲氏评论诸家者，列为眉批。若为诸家之言，必标明其人，以期醒目。惟《本经》原文必高一格，所以示尊经而正《纲目》体例之失。

——仲氏著此书，属草甫定，未及缮本而卒。其说散见于《本草崇原》《本草三家合注》《本草经读》《医学真传》《侣山堂类辩》诸书，东鳞西爪，汇集颇难，且又涂乙漫漶，今就可辨者录之，不敢增损，其笔误及重复脱落处补正之，《崇原》本文有误字校正之。或《经读》本著批而《三家》本已删原文，《三家》本著批而《经读》本已删原文者，皆节去之。管窥蠡测，疏漏不免，海内名家纠正为幸。

——《经读》一书，仲氏亦有批注，其药品非《本经》所有，而《经读》列入附录者，仲氏亦多加墨，间有引《类辩》《真传》之语，以明其性者，今不忍割爱，特附于后，以存仲氏之说，阅者勿谓其羼杂也。

章炳森识

目录

❀ 卷下 《本经》下品

《本草经读·附录》集说

卷上 《本经》上品

人参

气味甘微寒，无毒。主补五脏，安精神，定魂魄，止惊悸，除邪气，明目，开心益智，久服轻身延年。人参一名神草，一名地精。《春秋·运斗枢》云：瑶光星散而为人参。生上党山谷，辽东、幽冀诸州，地土最厚处，故有地精之名。相传未掘取时，其茎叶夜中隐隐有光。其年岁深久者，根结成人形，头面四肢毕具，谓之孩儿参，故又有神草之名。

《崇原》 人参气味甘美，甘中稍苦，故曰微寒。凡属上品，俱系无毒。惟人参禀天宿之光华，钟地土之广厚，久久而成人形，三才俱备，故主补人之五脏。[批]《崇原》先注药之形名来历，继释药之禀气性功，余仿此。脏者，藏也。肾藏精，心藏神，肝藏魂，肺藏魄，脾藏智。安精神，定魂魄，则补心肾肺肝之真气矣。夫真气充足则内外调和，故止惊悸之内动，除邪气之外侵。明目者，五脏之精上注于目也。开心者，五脏之神皆主于心也。又曰益智者，所以补脾也。上品之药皆可久服，兼治病者，补正气也，故人参久服则轻身延年。[批]《崇原》就《本经》释药性，《经读》从《本经》就药用，性实该用，用不离性。《崇原》所以高出诸家。

［批］气味之分，见黄连圈外注。

《经读》 邪气者，非指外邪而言，乃阴虚而壮火食气，火即邪气也。今五脏得甘寒之助，则邪气除矣。［批］补五脏之真气，故能清壮火之食气，内安而外亦攘。此须与《崇原》参观始得。余细味经文，无一字言及温补回阳，故仲景于汗吐下阴伤之症，用之以救津液。而一切回阳方中，绝不加此阴柔之品，反缓姜、附之功，故四逆汤、通脉四逆汤为回阳第一方，皆不用人参。而四逆加人参汤以其利止亡血而加之也，茯苓四逆汤用之者，以其在汗下之后也。［批］《本经》药性散为《经方》，修园历引《经方》以明人参之功用。今人辄云：以人参回阳。此说倡自宋元以后，而大盛于薛立斋、张景岳、李士材辈，而李时珍《本草纲目》尤为杂沓，学者必于此等书焚去，方可与言医道。又曰：自时珍之《纲目》盛行，而神农之《本草经》遂废。［批］多识于鸟兽草木之名，圣人所许，故李时珍《本草纲目》未可厚非也，独惜其杂参众说，挠乱经文，功不能掩罪耳。即如人参，《本经》明说微寒，时珍说生则寒，熟则温，附会之甚。盖药有一定之性，除是生捣取汁冷服，与蒸晒八九次，色味俱变者，颇有生熟之辨。若入煎剂，则生者亦熟矣。［批］隐庵辩驳成氏《伤寒》，修园痛斥李氏《本草》，尽从经论发泄出来，并非立异。况寒热本属冰炭，岂一物蒸熟不蒸熟间，遂如许分别乎？常考古圣用参之旨，原为扶生气安五脏起见。而为五脏之长，百脉之宗，司清浊之运化，为一身之橐籥者，肺也。人参惟微寒清肺，肺清则气旺，气旺则阴长而五脏安。仲景于咳嗽病去之者，亦以形寒饮冷之伤，非此阴寒之品所宜也。［批］补五脏侧重清肺，虽与经旨稍隔，理实相因。人参微寒清肺三句，究非正解。修园恐人误会，复引仲景咳嗽去参之说以明之。

仲氏曰：此言人参所由名，《崇原》凡释药性，或从本名起，或从形色起，或从出处来历起。其释主治，或从《灵枢》《素问》出，或从《伤寒论》出，或从《金匮要略》出。夫医道小道也，穷经则大矣。隐庵以经解经，直接轩岐道统，张仲景以后，一人而已。

甘草

气味甘平，无毒。主五脏六腑寒热邪气，坚筋骨，长肌肉，倍气力，金疮肿，解毒。久服轻身延年。甘草始出河西川谷积沙山及上郡，今陕西、河东州郡皆有之。一名国老，又名灵通。根长三四尺，粗细不定，皮色紫赤，上有横梁，梁下皆细根也，以坚实断理者为佳。调和脏腑，通贯四旁，故有国老、灵通之名。

《崇原》 甘草味甘，气得其平，故曰甘平。《本经》凡言平者，皆谓气得其平也。主治五脏六腑之寒热邪气者，五脏为阴，六腑为阳，寒病为阴，热病为阳。甘草味甘，调和脏腑，通贯阴阳，故理脏腑阴阳之正气，以除寒热阴阳之邪气也。坚筋骨、长肌肉、倍气力者，坚肝主之筋、肾主之骨、长脾主之肉，倍肺主之气、心主之力，五脏充足，则六腑自和矣。金疮乃刀斧所伤，因金伤而成疮。金疮肿乃因金疮而高肿也。解毒者，解高肿无名之毒。土性柔和，如以毒物埋土中，久则无毒矣。脏腑阴阳之气，皆归土中，久服则土气有余，故轻身延年。〔批〕《经读》注云：生用清火，炙用补中。

仲氏曰：《本经》凡言气平，解者都作气平入肺论，以肺为金脏也。未若此处"气得其平"四字，不脱不粘。按气平之品，有中守者，有下行者，总无上僭者。或曰气平既不上僭矣，何以蜀漆气平，反能引吐？曰：彼是引疟邪从阴出阳，非上僭也，况有吐有不吐耶！

黄芪

气味甘微温，无毒。主痈疽，久败疮，排脓止痛，大风癞疾，五痔鼠瘘，补虚，小儿百病。黄芪生于西北，得水泽之精，其色黄白，紧实如箭簳，折之柔韧如绵，以出山西之绵上者为良，故世俗谓之绵黄芪，或者只以坚韧如绵解之，非是。［批］《经读》又于《本经》下添注，生用、盐水炒、醋炒、蜜炙、白水炒等法。不过稍事变通，借为向导。

《崇原》 黄芪色黄，味甘微温，禀火土相生之气化，土主肌肉，火主经脉，故主治肌肉之痈，经脉之疽也。痈疽日久，正气衰微，致三焦之气不温肌肉，则为久败疮。黄芪助三焦出气，以温肌肉，故可治也。痈疽未溃，化血为脓，痛不可忍，黄芪补气助阳，阳气化血而排脓，脓排则痛止。大风癞疾，谓之疠疡，乃风寒客于脉而不去，鼻柱坏而色败，皮肤溃癞者是也。五痔者，牡痔、牝痔、肠痔、脉痔、血痔，是热邪淫于下也。鼠瘘者，肾脏水毒上淫于脉，致颈项溃肿，或空或凸，是寒邪客于上也。夫癞疾、五痔、鼠瘘，乃邪在经脉，而证见于肌肉皮肤，黄芪内资经脉，外资肌肉，是以三证咸宜。又曰：补虚者，乃补正气之虚，而经脉调和，肌肉充足也，小儿经脉未盛，肌肉未盈，血气皆微，故治小儿百病。

《经读》 五痔者，五种之痔疮，乃少阳与太阴之火陷于下，而此能举其陷。鼠瘘者，瘰疬之别名，乃胆经与三焦之火郁于上，而此能散其郁也。其曰补虚者，是总结上文诸症，久而致

中医非物质文化遗产临床经典读本

虚，此能补之，非泛言补益之品也。余细味经文，俱主表证而言，如六黄汤之寒以除热，热除则汗止，芪附汤之温以回阳，阳回则汗止，玉屏风散之散以驱风，风平则汗止。诸方皆借黄芪走表之力，领诸药速达于表而止汗，非黄芪自能止汗也。诸家固表及生用发汗、炒用止汗等说，贻误千古，兹特正之。[批]隐庵著《崇原》以经解经，修园著《经读》以方解经，方亦从经来，故可贵。若《崇原》药性，《经读》除收载外，或文异义同而与经旨却不相干，宜从割爱。

白术

气味甘温，无毒。治风寒湿痹，死肌，痉疸，止汗，除热，消食。作煎饵，久服，轻身延年不饥。术始出南郑山谷，今处处有之。以嵩山、茅山及野生者为胜，其根皮黄、肉白，老则苍赤，质多膏液。有赤白二种。《本经》未分，而汉时仲祖汤方始有赤术、白术之分。二术性有和暴之殊，用有缓急之别。

王琢崖曰：《本经》单言术，确是白术，非苍术可以混也。盖二术之苗叶根茎，性味均异。白术近根之叶，每叶三歧，略似半夏，其上叶绝似棠梨叶，色淡绿不光；苍术近根之叶，作三五叉，其上叶则狭而长，色青光润。白术茎绿，苍术茎紫。白术根如人指，亦有大如拳者，皮褐色，肉白色，老则微红；苍术根如老姜状，皮色苍褐，肉色黄，老则有朱砂点。白术味始甘，次微辛，后乃有苦；苍术始甘，次苦，辛味特胜。白术性和而不烈，苍术性燥而烈。并非一种，可知后人以其同有术名，同主脾胃，其治风寒湿痹之功亦相近，遂谓《本经》兼苍白而言。然《本经》"止汗"二字惟白术有之，苍术反是。白术之味，《本经》云苦，陶宏景云甘，甄权云甘辛，张杲云味苦而甘。今浙中所产白术，实兼甘辛苦三味，夏采者辛多甘少，冬采者甘多辛少，而后皆归于苦。是知诸说各举其偏，未及乎全也。隐庵于《本经》原文定"苦"字为"甘"字，爰以白术为调和脾土之品，甘是正味，苦乃兼味，故采宏景之说以订正之耳。

《崇原》 白术气味甘温，质多脂液，乃调和脾土之药也。主治风寒湿痹者，《素问·痹论》云：风寒湿三气杂至，合而为痹。白术味甘性温，补益脾土，土气运行，则肌肉之气外通皮肤，内通经脉，故风寒湿之痹证皆可治也。夫脾主肌肉，治死肌者，助脾气也。又脾主四肢，痉者，四肢强而不和，脾主黄色，疸者，身目黄而土虚，白术补脾则痉疸可治也。止汗者，土能胜湿也。除热者，除脾土之虚热也。消食者，助脾土之转运也。作煎饵者，言白术多脂又治脾土之燥，作煎则味甘温而质滋润，土气和平矣。故久服则轻身延年不饥。

愚按：[批]愚按以下，系隐庵承前解之意而申言之，余仿此。太阴主湿土而属脾，为阴中之至阴，喜燥恶湿，喜温恶寒。然土有湿气，始能灌溉四旁，如地得雨露，始能发生万物。若过于炎燥，则止而不行，为便难脾约之证。白术作煎饵则燥而能润，温而能和。此先圣教人之苦心，学者所当体会也。

《经读》 此为脾之正药，其曰风寒湿痹者，以风寒湿三气合而为痹也。三气杂至，以湿为主。白术功在除湿，所以主之。今以生术削去皮，急火炙令熟，则味甘温而质滋润，久服有延年不饥之效。可见今人炒燥、炒黑、土蒸、水漂等制，大失经旨。

苍术

气味苦温，无毒。主治风寒湿痹，死肌，痉疸，除热，消食。作煎饵，久服，轻身延年不饥。

《崇原》 白术性优，苍术性劣。凡欲补脾则用白术，凡欲运脾则用苍术，欲补运相兼则相兼而用。如补多运少，则白术多而苍术少；运多补少，则苍术多而白术少。品虽有二，实同类也。

《本经》未分苍白，而仲祖《伤寒》方中皆用白术，《金匮》方中又用赤术，至陶宏景《别录》则分而为二，须知赤白之分，始于仲祖，非宏景始分之也。赤术即是苍术，其功用与白术略同，故仍以《本经》术之主治为本。但白术味甘，苍术兼苦，白术止汗，苍术发汗，故"止汗"二字节去不录。

薯蓣

气味甘平，无毒。主伤中，补虚羸，除寒热邪气，补中，益气力，长肌肉，强阴。久服耳目聪明，轻身不饥，延年。薯蓣即今山药，因唐代宗名预，避讳改为薯药。又因宋英宗名署，避讳改为山药。始出嵩高山谷，今处处有之，入药野生者为胜。种薯蓣法：以杵打穴，截块投于杵穴之中，随所杵之窍而成形，如预备署所，因名薯蓣也。今时但知山药，不知薯蓣矣。

《崇原》 山药气味甘平，始出中岳，得中土之专精，乃补太阴脾土之药。故主治之功，皆在中土。治伤中者，益中土也。补虚羸者，益肌肉也。中土调和，肌肉充足，则寒热邪气自除矣。夫治伤中则可以补中而益气力，补虚羸则可以长肌肉而强阴，阴强则耳目聪明。气力益，则身体轻健，土气有余，则不饥而延年。

凡柔滑之物，损即腐坏。山药切块，投于土中，百合分瓣种之，如种蒜法，地黄以根节多者，寸断埋土中，皆能生长。所以然者，百合得太阴之天气，山药、地黄得太阴之地气也。[批] 依次说下，一气相生，不烦言而自解，其得诀全在入手处。

《经读》 此药因唐代宗名预，避讳改为山药。生捣最多津液而稠黏，能补肾填精，精足则阴强，目明耳聪。不饥是脾血之旺，身轻是肺气之充，延年是夸其补益之效也。凡上品之药，法宜久服，与五谷之养人相佐，以臻寿考。若大病而需用此药，如五谷为养脾第一品，脾虚之人，强令食谷，即可毕补脾之能事，有是理乎？然操此技者，未有不得盛名，薛立斋、张景岳、冯楚瞻辈倡之于前，而近日之东延西请，日诊百人者，无非是术，诚可慨也。[批] 山药气味甘平，生捣又多津液，故补脾土。土、金，子母相生，肺气之充，子受母荫也。修园认定气平入肺，将肺、脾平列，似失轻重，故节录。

仲氏曰：五运在中，主神机之出入；六气在外，应天气之升降。伤中者，五运有伤，不相交会也。又曰：卢子由[①]治一血利，日久不瘥。曰：肠内有血管矣，山药随所杵之窍而长满，性能塞管。用山药为君，配血药而愈。

石斛

气味甘平，无毒。主伤中，除痹，下气，补五脏虚劳羸瘦，强阴益精。久服厚肠胃。石斛始出六安山谷水旁石上，今荆襄、汉中、庐州、台州、温州诸处皆有。一种形如金钗，谓之钗石斛，为俗所尚，不若川地产者，其形修洁，茎长一二尺，气味清疏，黄白而实，入药

---

① 卢子由：名之颐，字子由，号晋公、芦中人。钱塘（今浙江杭州）人，明清间医家，名医卢复之子。著作甚丰，有《本草乘雅半偈》等传于世。

最良。其外更有木斛，长而中虚，不若川石斛之中实也。又有麦斛，形如大麦，累累相连，头生一叶，其性微冷。又有竹叶斛，形如竹节，间生叶。又有雀髀斛，茎大如雀之髀，叶在茎头，性皆苦寒，不堪用之。石斛丛生石上，其根纠结，茎叶生皆青翠，干则黄白而软，折之悬挂屋下，时灌以水，经年不死，俗呼为千年润。

愚按：今之石斛，其味皆苦，无有甘者，须知《本经》诸味皆新出土时味也，干则稍变矣。善读圣经当以意会之。

《崇原》 石斛生于石上，得水长生，是禀水石之专精而补肾；味甘色黄，不假土力，是夺中土之气化而补脾。斛乃量名，主出主入。治伤中者，运行其中土也。除痹者，除皮、脉、肉、筋、骨五脏外合之痹证也。夫治伤中则下气，言中气调和，则邪气自下矣。除痹则补五脏虚劳羸瘦，言邪气散除则正气强盛矣。脾为阴中之至阴，故曰强阴。肾主藏精，故曰益精。久服则土气运行，水精四布，故厚肠胃。

《本经》上品多主除痹，不曰风寒湿，而但曰痹者，乃五脏外合之痹也。盖皮者肺之合，脉者心之合，肉者脾之合，筋者肝之合，骨者肾之合。故除痹即所以治五脏之虚劳羸瘦，是攻邪之中而有补益之妙用；治伤中即所以下气，是补益之中而有攻邪之明效云。

《经解》 肺主气，肺实则气上，气平肺清，所以下气。五脏，藏阴者也，甘平益阴，所以主虚劳而生肌肉也。

酸枣仁

气味酸平，无毒。主治心腹寒热，邪结气聚，四肢酸痛，湿痹。久服安五脏，轻身延年。酸枣始出河东川泽，今近汴、洛及西北州郡皆有之。一名山枣，《尔雅》名樲。孟子曰养其樲棘是也。其树枝有刺，实形似枣而圆小，其味酸，其色红紫。八月采实，只取核中之仁，仁皮赤，仁肉黄白。

王琢崖曰：酸枣肉味酸，其仁味甘不酸。今既云酸枣仁，又云气味酸平，讹也，当改正。

《崇原》 枣肉味酸，肝之果也，得东方木味，能达肝气上行，食之主能醒睡；枣仁形圆色赤，禀火土之气化，火归中土则神气内藏，食之主能寤寐。[批]《崇原》凡言禀火气，指运气中之火言，非谓药之性热如火也，余仿此。《本经》不言用仁，而今时多用之。[批] 酸枣舍肉用仁，始于《金匮》酸枣仁汤。心腹寒热邪结气聚者，言心腹不和，为寒为热，则邪结气聚。枣仁色赤象心，能导心气以下交；肉黄象土，能助脾气以上达。故心腹之寒热邪结之气聚可治也。土气不达于四肢，则四肢酸痛；火气不温于肌肉，则周身湿痹。枣仁禀火土之气化，故四肢酸痛、周身湿痹可治也。久服安五脏，轻身延年，言不但心腹和平，且安五脏也。五脏既安，则气血日益，故又可轻身延年。

《医学真传》 凡人抱病，阴不和阳，阳不和阴，自不能睡，如用枣仁，便即能睡，则天下无不睡之病矣。经云人卧则血归于肝，身卧而血不归肝则不能睡。又阴阳交会于坤土，太阴土虚，阴阳不归则不能睡。又阳明胃脉，其气下行，阳明气逆，上而不下则不能睡。又厥阴主阖，阳明亦主阖，或阳明阖而厥阴不阖，或厥阴阖而阳明不阖，或阳明厥阴皆不能阖，亦皆不能睡。当审其所以不睡之故而施治之。[批] 历言不睡如数家珍，然必读医经者才能领会。[批] 士宗著《医学真传》《灵素直解》，又纂述隐庵《灵素论略集注》《针灸直解》《本草崇原》《侣山堂类辩》，尚有《伤寒直解》，系成于同时之张令韶。

大枣

气味甘平，无毒。主心腹邪气，安中，养脾气，平胃气，通九窍，助十二经，补少气、少津液、身中不足，大惊，四肢重，和百药。久服轻身延年。枣始出河东平泽，今近北州郡及江南皆有，惟青州、晋州所生者肥大甘美。五月开白花，八九月果熟黄赤色，烘曝则黑，入药为良。其南方所产者谓之南枣，北方所产不肥大者谓之小枣。烘曝不黑者谓之红枣，只充果食，俱不入药。

《崇原》 大枣气味甘平，脾之果也。开小白花，生青熟黄，熟极则赤，烘曝则黑。禀土气之专精，具五行之色性。经云：脾为孤脏，中央土以灌四旁。主治心腹邪气，安中者，谓大枣安中，凡邪气上干于心，下干于腹，皆可治也。养脾气，平胃气，通九窍，助十二经者，谓大枣养脾则胃气自平，从脾胃而行于上下，则通九窍，从脾胃而行于内外，则助十二经。补少气、少津液、身中不足者，谓大枣补身中之不足，故补少气而助无形，补少津液而资有形。大惊，四肢重，和百药者，谓大枣味甘多脂，调和百药，故大惊而心主之神气虚于内，四肢重而心主之神气虚于外，皆可治也。四肢者，两手两足，皆机关之室，神气之所畅达者也。久服则五脏调和，血气充足，故轻身延年。

《经读》 大枣气平入肺，味甘入脾。肺主一身之气，脾主一身之血，气血调和，故有以上诸效。[批]《本经》明指心、腹、脾、胃。

《侣山堂类辩》 枣色黄，味甘，脾家果也。夫木末之实而为心家果者，生化之道也；木末之实而为脾家果者，制化之道也。盖天地所生之万物，咸感五运六气之生化，明乎阴阳生克之理，则凡物之性，可用之而生化于五脏六腑矣。

元如曰：桃为肺之果，核主利肝血；杏为心之果，核主利肺气。亦制化之理然与！［批］隐庵讲学于侣山堂，士宗继之堂在武林蛾眉巅。

芡实

气味甘平涩，无毒。主湿痹，腰脊膝痛，补中，除暴疾，益精气，强志，令耳目聪明。久服轻身不饥，耐老神仙。芡始出雷池池泽，今处处有之，武林者最胜。三月生叶，贴水似荷而大，皱纹如縠，蹙衄如沸，面青背紫，茎叶皆有刺，五六月开花，紫色，花必向日结苞，外有青刺如猬刺及栗球之形，花在苞顶，正如鸡喙。苞内有子，壳黄肉白，南楚谓之鸡头，青、徐、淮、泗谓之芡。

《崇原》 芡实气味甘平，子黄仁白，生于水中，花开向日。乃阳引而上，阴引而下，故字从欠。得阳明、少阴之精气。主治湿痹者，阳明之上，燥气治之也。治腰脊膝痛者，少阴主骨，外合腰膝也。补中者，阳明居中土也。除暴疾者，精气神三虚相抟，则为暴疾。芡实生于水而向日，得水之精、火之神，茎刺肉白，又禀秋金收敛之气，故治三虚之暴疾，益精气，强志，令耳目聪明者，言精气充益则肾志强，肾志强则耳目聪明，盖心肾开窍于耳，精神共注于目也。久服则积精全神，故轻身不饥，耐老神仙。［批］神仙犹云神气升迁，乃上古方言如是。

莲实

气味甘平，无毒。主补中，养神，益气力，除百疾，久服轻身耐老，不饥延年。莲始出汝南池泽，今所在池泽皆有。初夏其叶出水，渐长如扇，六七月间开花，有红、白、粉红三色，香艳可爱，花心有黄须，花褪房成，房外青内白，子在房中如蜂子在窠之状。六七月采嫩者，生食鲜美，至秋房枯子黑，壳坚而硬，谓之石莲子。今药肆中一种石莲子，形长味苦，肉内无心，生于树上，系苦珠之类，不堪入药。宜于建莲子中拣带壳而黑色者用之为真。

《崇原》 莲生水中，茎直色青，具风木之象，花红须黄，房白子黑，得五运相生之气化。气味甘平，主补中，得中土之精气也；养神，得水火之精气也；益气力，得金木之精气也。百疾之生，不离五运，莲禀五运之气化，故除百疾。久服，且轻身不饥，延年。

莲花

气味苦甘温，无毒。主镇心，益色，驻颜，身轻。《日华本草》。附[1]。[批] 自莲花至荷鼻，皆后贤所增，气味主治仿《本经》，而文理差别，其药俱非要品，亦无他长。凡若此类，《崇原》存而不论。

莲蕊须

气味甘涩温，无毒。主清心，通肾，固精气，乌须发，悦颜色，益血，止血崩，吐血。《本草纲目》。附。

莲房

气味苦涩温，无毒。主破血。《食疗本草》。治血胀腹痛及产

---

① 附：原无，据原目录及下文体例补。

后胎衣不下，解野菌毒。《本草拾遗》。附。莲房，即莲蓬壳，陈久者良。

莲薏

气味苦寒，无毒。主治血渴，产后渴。《食性本草》。止霍乱。《日华本草》。清心去热。《本草纲目》。附。莲薏，即莲子中青心。

荷叶

气味苦平，无毒。主治血胀，腹痛，产后胎衣不下，酒煮服之。《拾遗本草》。治吐血，衄血，血崩，血痢，脱肛，赤游火丹，遍身风疬，阳水浮肿，脚膝浮肿，痘疮倒靥。《新增》。附。

荷鼻

气味苦平，无毒。主安胎，去恶血，留好血，止血痢，杀菌蕈毒，并水煮服。《本草拾遗》。附。荷鼻，荷叶蒂也。

薏苡仁

气味甘微寒，无毒。主筋急拘挛，不可屈伸，久风湿痹，下气。久服轻身益气。薏苡其形似米，故俗名米仁。始出真定平泽及田野，今处处有之。春生苗叶如黍，五六月结实，至秋则老。其仁白色如珠，可煮粥，同米酿酒。［批］薏苡力薄，无人不知。《金匮》取作君药，力又甚大，如薏苡附子散、薏苡附子败酱散是也。

《崇原》　薏苡仁米谷之属，夏长秋成，味甘色白，其性微寒。禀阳明金土之精。主治筋急拘挛，不可屈伸者，阳明主润宗筋，宗筋主束骨而利机关，盖宗筋润则诸筋自和，机关利则屈伸自如。其治久风湿痹者，金能制风，土能胜湿也。肺属金而主气，薏苡禀阳明之金气，故主下气。既治久风湿痹，则久服轻身，下气而又益气矣。[批]既利机关，又主下气，则孕妇忌服，自不待言。

《经解》　久服轻身益气者，以湿行则脾健而身轻，金清则肺治而气益也。

大麻仁

气味甘平，无毒。主补中，益气。久服肥健，不老神仙。大麻即火麻，俗名黄麻。始出泰山川谷，今处处种之，其利颇饶。叶狭茎长，五六月开细黄花，成穗，随结子，可取油。《齐民要术》曰：麻有雌雄，于放花时拔去雄者，若未花先拔则不结子。

《崇原》　大麻放花结实于五六月之交，乃阳明、太阴主气之时。经云：阳明者，午也，五月，盛阳之阴也。又长夏属太阴主气。夫太阴、阳明，雌雄相合，麻仁禀太阴、阳明之气，故气味甘平。主补中者，补中土也。益气者，益脾胃之气也。脾胃气和，则两土相为资益。阳明燥土，得太阴湿气以相资；太阴湿土，得阳明燥气以相益。故久服肥健，不老神仙。

巨胜子

气味甘平，无毒。主治伤中，虚羸，补五内，益气力，长肌肉，填髓脑。久服轻身不老。巨胜，一名胡麻，一名狗虱。本出胡地，故名胡麻。巨，大也，本生胡地大宛，故又名巨胜。八谷之中，惟此为良。寇宗奭曰：胡麻，正是今之大芝麻，独胡地所产者肥大，因名胡麻，又名巨胜。今市肆中一种形如小苗，有壳无仁，其味极苦，伪充巨胜。夫巨胜即胡麻，是属谷类。刘阮深入天台，仙女饲以胡麻饭，若有壳无仁，其味且苦，何堪作饭，须知市肆中巨胜，系野生狗虱，故有壁虱、胡麻之名，壁虱、狗虱不堪入药。如无胡麻，当于芝麻中检色赤而肥大者用之不误。［批］《本经》原文至不老止，他本以"色黑者良"四字作结。

《崇原》 麻乃五谷之首，禀厥阴春生之气。夫五运始于木，而递相资生。主治伤中、虚羸者，气味甘平，补中土也。补五内，益气力，所以治伤中也。长肌肉，填髓脑，所以治虚羸也。补五内，益气力之无形，长肌肉，填髓脑之有形，则内外充足，故久服轻身不老。［批］《本经》主治首句是纲领，下文是条目，其间或用承起或不用承起。得隐庵诠释，不但《本经》之作用显然，即《本经》之文理亦显然。

赤箭

气味辛温，无毒。主杀鬼精物，蛊毒恶气。［批］恶气，一本作恶风。久服益气力，长阴肥健。《本经》名赤箭，苗也。宋《开宝本草》名天麻，根也。《本经》主治，根苗并论，今则但用天麻，不用赤箭矣。始出陈仓川谷、雍州及太山少室。春生苗，中抽一茎，直上如箭杆，色正赤，贴茎杪之半微有小红叶，远看如箭之有羽，有风不动，无风自摇，故有神草之名。根形如王瓜，皮色黄白，晒干则黑，去根三五寸，有游子环列如卫。皆有细根如白发，气相通而实不相连，故根又有离母之名。

《崇原》 赤箭气味辛温，其根名天麻者，气味甘平。盖赤箭辛温属金，金能制风，而有弧矢之威，故主治杀鬼精物。天麻甘平属土，土能胜湿，而居五运之中，故治蛊毒恶气。天麻形如芋魁，有游子十二枚，周环之以仿十二辰，十二子在外，应六气之司天，天麻如皇极之居中，得气运之全，故功同五芝，力倍五参，为仙家服食上品。是以久服益气力，长阴肥健。[批]赤箭、天麻功用相同，然气味一辛温，一甘平，便是大同小异。《崇原》特为分析，幼学须知。

李时珍曰：补益上药，天麻第一，世人只用之治风，良可惜也。

仲氏曰：仙者，迁也，迁于深山，自得其乐，曰仙家。又《近思录·论仙术》云：白日飞升则无之，若居山林间，保形炼气，穷造化之机以延年，则有之。譬如一炉火，置之风中易过，置之密室难过耳。此自私小技，圣人安肯为？

干地黄

气味甘寒，无毒。主伤中，逐血痹，填骨髓，长肌肉。作汤除寒热积聚，除痹，疗折跌绝筋。久服轻身不老。生者尤良。地黄，《本经》名地髓，《尔雅》名芐，又名芑。始出咸阳川泽，黄土地者佳，今处处有之，近以怀庆者为上。根色通黄，干则微黑。古时种子，今时种根，以根节多者，寸断而莳植之。制干地黄法：以细小者，捣烂取汁拌肥大者晒干。

《崇原》 地黄色黄，味甘性寒，禀太阴中土之专精，兼少阴寒水之气化。主治伤中者，味甘质润，补中焦之精汁也。血痹犹脉痹，逐血痹者，横纹似络脉，通周身之经络也。得少阴寒水之精，故填骨髓。得太阴中土之精，故长肌肉。地黄性惟下行，故字从苄，借汤饮则上行外达，故曰作汤除寒热积聚。除积聚，上行也；除寒热，外达也。又曰除痹，言不但逐血痹，更除皮肉筋骨之痹也。除皮肉筋骨之痹，则折跌绝筋亦可疗矣。久服则精血充足，故轻身不老。生者尤良，谓生时多津汁而尤良。惜不能久贮远市也。后人蒸熟合丸，始有生地、熟地之分。熟地黄色黑，甘中之苦味尽除，寒性稍减，补肾相宜。

愚按：地黄入土最深，性惟下行，作汤则助其上达。《日华子》有天黄、地黄、人黄之分，谬矣。[批]士宗曰：今人遇阳虚之症认为阴虚，大用熟地，奚可哉！

《经读》 地黄，《本经》名地髓，《尔雅》名苄，又名芑。唐以后九蒸九晒为熟地黄，苦味尽除，入于温补肾经丸剂，颇为相宜，若入汤剂及养血凉血等方，甚属不合。盖地黄专取其性凉而滑利流通，熟则腻滞不凉，全失其本性矣。徐灵胎辨之甚详，无如若辈，竟执迷不悟也。又曰：百病之极，穷必及肾。及肾，危症也。有大承气汤之急下法，有桃花汤之温固法，有四逆汤、白通汤之回阳法，有猪苓汤、黄连鸡子黄汤之救阴法，有真武汤之行水法，有附子汤之温补法，皆所以救其危也。张景岳自创邪说，以百病之生，俱从肾治，误以《神农本经》上品服食之地黄，认为治病之药。滋润胶黏，反引邪气敛藏于少阴而无出路，以后虽服姜附不热，服芩连不寒，服参术不补，服硝黄不下，其故何哉？盖以熟地黄之胶黏善着，女人有孕服四物汤为主，随症加入攻破之药而不伤，以四物汤中之熟地黄能护胎也。知其护胎之功，便可悟其护邪之害。胶黏之性最善着物，如油入面，一着遂不能去也。凡遇有邪而误用此药者，百药不效，病家不咎其用熟地黄之害，反以为曾用熟地黄而犹不效者，定为败症，岂非景岳之造其孽哉！

麦门冬

气味甘平，无毒。主心腹结气，伤中，伤饱，胃络脉绝，赢瘦短气。久服轻身不老，不饥。麦门冬，门，古字从虋。虋，藤蔓不绝也。始出函谷川谷，叶如细韭，凌冬不死，根色黄白，中心贯通，延蔓相引，古时野生，宛如麦粒，故名麦冬。今江浙皆莳植矣。一本横生，根颗连络，有十二枚者，有十四枚者，有十五六枚者。盖合于手足三阳三阴之络，共十二络；加任之尾翳，督之长强，共十四络；又加脾之大络名大包，共十五络；又加胃之大络名虚里，共十六络。惟圣人能体察之，用麦冬以通络脉，并无"去心"二字。后人不详经义，不穷物理，相沿去心久矣，今表正之。

《崇原》 麦门冬气味甘平，质性滋润，凌冬青翠，盖禀少阴冬水之精，上与阳明胃土相合。主治心腹结气者，麦冬一本横生，能通胃气于四旁，则上心下腹之结气皆散除矣。伤中者，经脉不和，中气内虚也。伤饱者，饮食不节，胃气壅滞也。麦冬禀少阴癸水之气，上合阳明戊土，故治伤中伤饱。胃之大络，内通于脉，胃络脉绝者，胃络不通于脉也。麦冬颗分心贯，横生土中，连而不断，故治胃络脉绝。胃虚则赢瘦，肾虚则短气，麦冬助胃补肾，故治赢瘦短气。久服则形体强健，故身轻，精神充足，故不老不饥。

《真传》 后人用麦冬必去心，妄谓连心服之则心烦，盍即以连心麦冬煮水饮之，烦与不烦可立辨矣。

《类辩》 麦冬经冬不凋，能启阴气，上滋于心肺，故主心腹结气，咳嗽虚劳，肾脉上贯肝膈，入肺中，从肺出络心，是肾气之上交于心肺，心肺之邪热欲从下解者，又咸借麦冬之心，而导引于脉中也。盖物之寒凉者，其心必热。热者，阴中之阳也，人但知去热，而不知用阳，得其阳而后能通阴中之气。

仲氏曰：小注自一本横生起，修园编入正文，下接经云：主心腹结气伤中伤饱，胃络脉绝者，以麦冬根颗连络不断，能通达上下四旁，令结者开，伤者复，绝者续，皆借中心之贯通也。又主羸瘦短气者，补胃自能生肌，补肾自能纳气也。久服轻身不老不饥者，先天与后天俱足，斯体健而长年矣。同一语意而用笔凌空，不如随经指实。

天门冬

气味苦平，无毒。主诸暴风湿偏痹，强骨髓，杀三虫，去伏尸。久服轻身益气，延年不饥。天门冬，一名天棘，又名颠棘。始出奉高山谷。此山最高，上奉于天，故名曰天，曰颠。藤引蔓延，茎梢有刺，故名曰棘。其根白色或黄紫色，柔润多汁，长二三寸，一科[①]一二十枚，与百部相类。

《崇原》 天门冬，《本经》言气味苦平，《别录》言甘寒。新出土时，其味微苦，曝干则微甘也。性寒无毒，体质多脂。始生高山，盖禀寒水之气而上通于天，故有天冬之名。主治诸暴风湿偏痹者，言风淫之邪，暴中于身，而成半身不遂之偏痹，天冬禀水天之气，环转运行，故可治也。[批]太阳，水天一气。强骨髓者，得寒水之精也。杀三虫去伏尸者，水阴之气上通于天也。水气通天，则天气下降，故土中之三虫，泉下之伏尸，

---

① 科：同"棵"。

皆杀去也。太阳为诸阳主气，故久服轻身益气。天气通贯于地中，故延年不饥。

伏尸者，传尸鬼疰，泉下尸鬼，荫而为病也。天门冬能启水中之生阳，上通于天，故去伏尸。凡治传尸之药，皆从阴达阳，由下升上。

天、麦门冬，皆禀少阴水精之气，麦门冬禀水精而上通于阳明，天门冬禀水精而上通于太阳。夫冬主闭藏，门主开转，咸名门冬者，咸能开转闭藏而上达也。[批]麦冬金水相生，天冬水天同运，故云。然并疏"门冬"二字以见古人命名之意。后人有天门冬补中有泻，麦门冬泻中有补之说，不知从何处引来，良可嗤也。

《经读》 三虫、伏尸皆湿热所化，天冬味苦可以祛湿，气平可以清热，湿热下逐，三虫、伏尸皆去也。

葳蕤

气味甘平，无毒。主中风暴热，不能动摇，跌筋结肉，诸不足。久服，去面黑皯，好颜色，润泽，轻身不老。《本经》名女萎，《吴氏本草》名葳蕤，《别录》名玉竹，《拾遗》名青粘。始出太山山谷及丘陵，今处处有之。女萎者，性阴柔而质滋润，如女之委顺相随也。葳蕤者，女子娇柔之意。玉竹者，根色如玉，茎节如竹也。青粘，茎叶青翠，根汁稠黏也。春生苗，茎直有节，其叶如竹，两两相对，其根横生如黄精，色白微黄，性柔多脂最难干。

王琢崖曰：葳蕤叶密者似乎对生，而实不相对。或云：其叶对生者，即是黄精矣。今浙中采药人拣根之细长者为玉竹，根之圆而大者为黄精，其实只是一种，年未久者，故根细而长，年久者，其根大而圆。余求真黄精种，数十年不能得。

《**崇原**》 葳蕤气味甘平，质多津液，禀太阴湿土之精，以资中焦之汁。中风暴热者，风邪中人，身热如曝也。不能动摇者，热盛于身，津液内竭，不濡灌于肌腠也。跌筋者，筋不柔和，则蹊蹶而如跌也。结肉者，肉无膏泽，则涩滞而如结也。诸不足者，申明中风暴热不能动摇，跌筋结肉是诸不足之证也。

[批] 一本云：申明以上诸症皆属津液不足也。是直以津液为主，而非《本经》所定之主矣，其为后人申入无疑。久服则津液充满，故去面上之黑皯，好颜色而肌肤润泽，且轻身不老。

愚按：葳蕤润泽滑腻，禀性阴柔，故《本经》主治中风暴热，古方主治风温灼热，所治皆主风热之病。近医谓葳蕤有人参之功，无分寒热燥湿，一概投之，以为补剂，不知阴病内寒，此为大忌。盖缘不考经书，咸为耳食所误。[批]《经读》有张隐庵极诋李时珍不寒不燥用代参芪之说，系改此段原文。故原文为隐庵语气，改则为修园语气。

牛膝

气味苦酸平，无毒。主寒湿痿痹，四肢拘挛，膝痛不可屈伸，逐血气伤热火烂，堕胎。久服轻身耐老。牛膝，《本经》名百倍，始出河内川谷及临朐，今江淮、闽粤、关中皆有，然不及怀庆、川中者佳。春生苗，枝节两两相对，故又名对节草。其根一本直下，长二三尺，以肥阔粗大者为上。

《**崇原**》《本经》谓百倍气味苦酸，概根苗而言也。今时所用，乃根下之茎，味甘臭酸，其性微寒。《易》曰：乾为马，坤为牛。牛之力在膝。取名牛膝者，禀太阴湿土之气化，而能资养筋骨也。主治寒湿痿痹，言或因于寒，或因于湿，而成痿痹之证也。痿痹则四肢拘挛，四肢拘挛则膝痛不可屈伸，牛膝禀湿土柔和之化，而资养筋骨，故能治之。血气伤热火烂，言血气为热所伤则为火烂之证，牛膝味甘性寒，故可逐也。根下之茎，形如大筋，性惟下泄，故堕胎。久服则筋骨强健，故轻身耐老。

《经读》　苦味本伐生生之气，而又合以酸味，而遂大申其涌泄之权，则胎无不堕矣。[批]《经读》原文有惟其入肺云云，今皆删节。

仲氏曰：《本经》各药，气味主治，俱从运气之所以然者发端，却不执定某药入某脏某腑。脏腑系有形之物，运气无形，无形生化有形，合著运气，实与天地之运气相感通，天地有三阴三阳，人身亦有。故《伤寒论》以六经作主，而脏腑则或言或不言。《崇原》坐实运气，而主治之经脉脏腑，自然融洽分明，此深得所以然之妙者也。《经读》过求简易，只以药之气味，分贴脏腑，叙出功能，每脱去所以然一层，如牛膝惟其入肺等语是也。诚如是，则他药岂无气味相同，何以牛膝功能独异哉！

杜仲

气味辛平，无毒。主腰膝痛，补中益精气，坚筋骨，强志，除阴下痒湿，小便余沥。久服轻身耐老。杜仲，木皮状如厚朴，折之有白绵相连，故一名木绵。杜字从土，仲者中也，此木始出豫州山谷，得中土之精，《本经》所以名杜仲也。李时珍曰昔有杜仲，服此得道，因以名之，谬矣。在唐、宋本草或有之矣，《神农本经》未必然也。

《崇原》　杜仲皮色黑而气味辛平，是禀阳明、少阴金水之精气而为用也。腰乃肾府，少阴主之，膝属大筋，阳明主之，杜仲禀少阴、阳明之气，故腰膝之痛可治也。补中者，补阳明之中土也。益精气者，益少阴肾精之气也。坚筋骨者，坚阳明所属之筋，少阴所主之骨也。强志者，肾藏志，肾气得补而壮，气壮而志自强也。阳明燥气下行，故除阴下痒湿，小便余沥也。久服则金水相生，精气充足，故轻身耐老。

愚按：桑皮、桑叶有丝，蚕食桑而结茧，其色洁白，其质坚牢，禀金气也。藕与莲梗有丝，生于水中，得水精也。杜仲色黑味辛而多丝，故兼禀金水之气化。［批］同一有丝之物而禀气不同，功用随别。

枸杞

气味苦寒，无毒。主五内邪气，热中消渴，周痹风湿。久服坚筋骨，轻身不老，耐寒暑。枸杞始出常山平泽及丘陵阪岸，今处处有之，以陕西甘州者为胜。春生苗叶，如石榴叶，软嫩可食，七月开小紫花，随结实圆红如樱桃，凌冬不落。李时珍曰：枸、杞，二树名，此木棘如枸刺，茎若杞条，故兼而名之。

《本经》气味主治概根、苗、花、实而言，初未分别，后人以实为枸杞子，根名地骨皮，主治稍不同矣。

《崇原》 枸杞根苗苦寒，花实紫赤。［批］二语包括根、苗、花、实。至严冬霜雪之中，其实红润可爱，是禀少阴水阴之气，兼少阴君火之化者也。主治五内邪气，热中消渴，谓五脏正气不足，邪气内生，而为热中消渴之病，枸杞得少阴水阴之气，故可治也。［批］五脏之气曰真气，匡正五内，五内系脏腑阴阳所交会。此云五脏正气不足，邪气内生，即《本经》所谓五内邪气也。若邪在脏，命必倾，枸杞何济？主治周痹风湿者，兼得少阴君火之化也。岐伯曰：周痹者，在于血脉之中，随脉以上，随脉以下，不能左右，各当其所。枸杞能助君火之神，出于血脉之中，故去周痹而除风湿。久服坚筋骨，轻身不老，耐寒暑，亦得少阴水火之气，而精神充足，阴阳交会也。

《经读》"苦寒"二字，《本经》概根苗花子而言，若单论子，严冬霜雪之中，红润可爱，是禀少阴水精之气兼少阴君火之化，为补养心肾之良药，但性缓不可以治大病、急病耳。［批］今人用其子，但能补养心肾固然，然禀少阴句与上文"入心入肾"四字须易位。《经读》原文有"禀水气入肾，得火味入心"等句，今节。

枸杞苗

气味苦寒。主除烦益志，补五劳七伤，壮心气，去皮肤、骨节间风，消热毒，散疮肿。《日华本草》。附。

地骨皮

气味苦寒。主去骨热，消渴。《食疗本草》。附[1]。

枸杞子[2]

气味甘寒。主坚筋骨，耐老，除风，去虚劳，补精气。《食疗本草》。附。

---

① 《食疗本草》。附：原无，据原目录及本书体例补。
② 枸杞子：此条原与上文并作一条，据原目录拆分。

《类辩》《神农本经》总名枸杞，无地骨皮、枸杞子之分。盖枸字谐狗，杞字谐己。狗属戌，而戌主右肾，肾主骨，而己属阴土，故有地骨之名，而久服能坚筋骨。气味苦寒，能清热中消渴，盖能助水土之气，上滋心肺者也。其子色赤性寒，能补两肾之精气。骨之精为瞳子，故助瞳子之光明。[批]市医凡遇肌肤发热，辄投地骨，误人无算。

女贞实

气味苦平，无毒。主补中，安五脏，养精神，除百病。久服肥健，轻身不老。女贞木，始出武陵山谷，今处处有之。叶似冬青，凌冬不落，五月开细青白花，结实九月熟，紫黑色。放虫造成白蜡者，女贞也；无蜡者，冬青也。[批]此明女贞不是冬青。冬青一名冻青，叶微圆，子赤色，虫不造蜡，功用亦殊。世俗往往混用。

《崇原》 三阳为男，三阴为女。女贞禀三阴之气，岁寒操守，因以为名。味苦性寒，得少阴肾水之气也；凌冬不凋，得少阴君火之气也；作蜡坚白，得太阴肺金之气也；结实而圆，得太阴脾土之气也；四季常青，得厥阴肝木之气也。女贞属三阴，而禀五脏五行之气，故主补中安五脏也。水之精为精，火之精为神，禀少阴水火之气，故养精神。人身百病，不外五行，女贞备五脏五行之气，故除百病。久服则水火相济，五脏安和，故肥健，轻身不老。

五加皮

气味辛温，无毒。主治心腹疝气腹痛，益气疗躄，小儿五岁不能行，疽疮阴蚀。五加木始出汉中、冤句，今江淮、湖南州郡皆有。春生苗，叶青，茎赤似藤葛，高三五尺，上有黑刺一枝，五叶交加，每叶上生一刺，三四月开白花，根若荆根，皮黄色，肉白色。

《崇原》 五加皮色备五行，花叶五出，乃五车星之精也，为修养家服食之上品。主治心腹疝气，乃心病而为少腹有形之疝也。黄帝问曰：诊得心脉而急，此为何病？病形何如？岐伯曰：病名心疝，少腹当有形者是也。腹痛乃脾病而致腹痛也。五加皮气味辛温，故治心疝腹痛。益气者，肺病气虚，此能益其气；疗躄者，肝病筋虚，此能强其筋；小儿五岁不能行，乃肾病骨虚，而此又能补其肾，坚其骨。诸疮痛痒皆属心火，治疽疮者，助精水上滋，以济其火。虫乃阴类，阳虚则生，治阴蚀者，益君火而下济其阴也。夫五加皮、女贞实，咸禀五运之气化，女贞皆言养正，五加皆言治病，须知养正则病自除，治病则正自养。

按：《东华真人煮石经》云：何以得长久？何不食金盐；何以得长寿？何不食玉豉。玉豉，地榆也。金盐，五加也。取名金盐、玉豉者，盐乃水味，豉乃水谷，得先天水精以养五脏之意。昔人有言曰：宁得一把五加，不用金玉满车；宁得一斤地榆，不用明月宝珠。又鲁定公母，服五加酒得以不死，尸解而去。张子声、杨建始、王叔牙、于世彦等皆服此酒，而房室不绝，得寿三百岁。亦可为散，以代茶汤。又曰：五加者，五车星之精也，水应五湖，人应五德，位应五方，物应五车。故青精入茎，则有东方之液；白气入节，则有西方之津；赤气入华，则有南方之光；玄精入根，则有北方之粕；黄烟入皮，则有戊己之灵。五神镇生，相转育成，饵之者真仙，服之者反婴。是五加乃服食、养生之药。而《本经》不言久服延年，或简脱也。

仲氏曰：真人，见《素问·上古天真论》。上古有真人，其次有至人，又其次则近中古，制作渐兴，而后有圣贤名目。后世将真人解作修炼成真之人，于是真人之号归道林修养家矣。尸解犹言仙去，非脱胎换骨，白日飞升之谓也。《素问》上古真人、至人云云者，以上古三才一气，人能体道，与天同游，况会当寅卯辰，尚无制作，山居穴处，静而有常，可以养性践形，不与世接，状其悠久，则曰真人，寿敝天地。至人亦归于真人。秦汉人多误会，因《本经》有不老神仙等语，以致帝王游心方外，贻笑后贤，是亦说经者相沿之过也。隐庵欲明医药，略引其说，惟仲景乃医中之圣，所著《论》《略》绝不参仙、真话头。

肉苁蓉

气味甘微温，无毒。主五劳七伤，补中，除茎中寒热痛，养五脏，强阴，益精气，多子，妇人癥瘕。久服轻身。肉苁蓉，《吴氏本草》名松容，又名黑司命。始出河西山谷及代州雁门，今以陇西者为胜，北国者次之。乃野马之精入于土中而生。陇西者形扁色黄，柔润多花，其味甘；北国者，形短少花。生时似肉，三四月掘根长尺余，绳穿阴干，八月始好，皮有松子鳞甲，故名松容。马属午畜，以少阴为正化，子水为对化，故名黑司命。朱丹溪曰：肉苁蓉罕得，多以金莲根用盐制而伪充，或以草苁蓉代之，用者宜审。苏恭曰：草苁蓉功用稍劣。

《崇原》 马为火畜，精属水阴。苁蓉感马精而生，其形似肉，气味甘温，盖禀少阴水火之气，而归于太阴坤土之药也。土性柔和，故有苁蓉之名。五劳者，志劳、思劳、烦劳、忧劳、恚劳也。七伤者，喜、怒、忧、悲、思、恐、惊七情所伤也。

水火阴阳之气，会归中土，则五劳七伤可治矣。得太阴坤土之精，故补中。得少阴水火之气，故除茎中寒热痛。阴阳水火之气归于太阴坤土之中，故养五脏。强阴者，火气盛也；益精者，水气盛也；多子者，水火阴阳皆盛也。妇人癥瘕，乃血精留聚于郛郭之中，土气盛，则癥瘕自消，而久服轻身。

《经读》　肉苁蓉是马精落地所生，取治精虚者，同气相求之义也。凡五劳七伤，久而不愈，未有不伤其阴者，苁蓉补五脏之精，精足则阴足矣。茎中者，精之道路，精虚则寒热而痛，精足则痛已矣。精生于五脏，而藏之于肾，精足则阳举，精坚令人多子矣。妇人癥瘕，皆由血瘀，精足则气充，气充则瘀行矣。叶天士注：癥瘕之治，谓其咸以软坚，滑以去着，温以散结，犹浅之乎测苁蓉也。[批]《本经》以劳伤作主，下文补中云云乃劳伤之治验，并非泛言。明乎此而后用药，无虚设。

仲氏曰：后世本草，侈陈药之功力，而人遂混用。申说病之宜忌，而人且误会。岂知药性病情，动关运气，欲知运气不外《灵》《素》《论》《略》及《本经》，此隐庵不得已而出各种注释也。即如肉苁蓉一味，随经证实，理致甚明，有正面自有反面，何庸琐琐，所谓中道而立，能者从之。

巴戟天

气味辛甘微温，无毒。主大风邪气，阴痿不起，强筋骨，安五脏，补中，增志，益气。巴戟天，一名不凋草，始出巴郡及下邳山谷，今江淮、河东州郡亦有，然不及川蜀者佳。叶似茗，经冬不凋，根如连珠，白紫色。以连珠多肉厚者为胜。[批]《经读》云酒焙。

《崇原》　巴戟生于巴蜀，气味辛甘，禀太阴金土之气化，其性微温，经冬不凋，又禀太阳标阳之气化。主治大风邪气者，得太阴之金气，金能制风也。治阴痿不起，强筋骨者，得太阳之标阳，阳能益阴也。安五脏，补中者，得太阴之土气，土气盛则安五脏而补中。增志者，肾藏志而属水，太阳天气下连于水也。益气者，肺主气而属金，太阴天气外合于肺也。

《经读》 巴戟天气微温，禀天春升之木气，而入足厥阴肝，味辛甘无毒，得地金土二味，入足阳明燥金胃，虽气味有木土之分，而其用则统归于温肝之内。[批]《崇原》诠释主治从巴戟天气味入手，是以游刃有余，《经读》但解气味、主治每以偏师制胜，亦能力破余地。一言药之体性，一言药之功用也。然必体立而后用有以行。《本经》以"主大风"三字提纲两见，一见于巴戟天，一见于防风。阴阳造化之机，一言逗出。《金匮》云：风能生万物，亦能害万物。防风主除风之害，巴戟天主得风之生，不得滑口读去。[批]此即《内经》大气举之。盖人居大块之中，乘风以行，鼻息呼吸，不能顷刻去风。风即是气，风气通于肝，和风生人，疾风杀人。其主大风者，谓其能化疾风为和风也。[批]得太阳之标阳故能温肝，得太阴之金气故能化疾风为和风。邪气者，五行正气不得风而失其和。木无风则无以遂其条达之情，火无风则无以遂其炎上之性，金无风则无以成其坚劲之体，水无风则潮不上，土无风则植不蕃。一得巴戟天之用，则到处皆春而邪气去矣。[批]为"大风"二字发出大议论，理明词达，气老笔苍，具见先生本领。《内经》云：神在天为风。又云：风胜则地动。天地间无往非风，蒙则为害，过犹不及，安得中和位育之能。《经读》此论自不可少，然巴戟天之用，仅从温肝说下，是明为"大风"二字，故作偏锋，非正解也。邪气去而五脏安，自不待言也。况肝之为言敢也，肝阳之气行于宗筋而阴痿起，行于肾脏，肾藏志而志增，肾主骨而骨强，行于脾脏则震坤合德，土木不害而中可补。"益气"二字，又总结通章之义。气即风也，逐而散之，风散即为气散，生而亦死；益而和之，气和即为风和，死可回生。非明于生杀消长之道者，不可以语此。[批] 结出生死大关头警绝。

五味子

气味酸温，无毒。主益气，欬逆上气，劳伤羸瘦，补不足，强阴，益男子精。五味子，《别录》名玄及，始出齐山山谷及代郡，今河东、陕西州郡尤多，杭越间亦有，故有南北之分。南产者，色红核圆；北产者，色红兼黑，核形似猪肾。凡用以北产者为佳。蔓生，茎赤色，花黄白，子生青熟紫，亦具五色。实具五味，皮肉甘酸，核中辛苦，都有咸味，味虽有五，酸味居多。名玄及者，谓禀水精而及于木也。都有咸味则禀水精，酸味居多则及于木，盖五行之气，本于先天之水而生后天之木也。

《崇原》 五味子色味咸五，乃禀五运之精。气味酸温，得东方生长之气，故主益气。肺主呼吸，发原于肾，上下相交，欬逆上气，则肺肾不交，五味子能启肾脏之水精上交于肺，故治欬逆上气。本于先天之水，化生后天之木，则五脏相生，精气充足，故治劳伤羸瘦，补不足。核形象肾，入口生津，故主强阴。女子不足于血，男子不足于精，故益男子精。

《经读》 五味子气温味酸，得东方生长之气而主风。人在风中而不见风，犹鱼在水中而不见水。人之鼻息出入，顷刻离风则死，可知人之所以生者风也。五味子温以遂木气之发荣，酸以敛木气之归根。生息休息，皆所以益其生生不穷之气。倘其气不治，欬逆上气，为劳伤、为羸瘦、为阴痿、为精虚者，即《金匮》所谓虚劳诸不足，风气百疾是也。风气通于肝，先圣提出虚劳大眼目，惜后人不能申明其义。[批]解《本经》主治，每以偏师制胜，而物情之显有可凭者，不复回顾，若五味子功用全从长沙小青龙汤参出。此是就方论药，究非就药论药。使就药之可凭者立论，则古来一切方治触处皆通。五味子益气中，大具开阖升降之妙，所以概主之也。唐宋以下诸家，有谓其具五味而兼治五脏者，有谓其酸以敛肺，色黑入肾，核似肾而补肾者，想当然之说，究非定论也。然肝治则五脏得其生气而安，为《本经》言外之旨[①]。仲景佐以干姜，助其温气，俾气与味相得而益彰，是补天手段。[批]想当然之说，如苏子瞻称尧曰宥之三，皋陶曰杀之三之类，岂圣人治民亦分门别户耶! 不若求定论于医药，犹多近是之言。

仲氏曰：世之续本草者，往往各私所见，无一可凭。可凭者，惟是药之形、名、色、相、时令、出处。然犹药物自药物，药性自药性，不啻两歧。《崇原》化两为一而释《本经》，便是铁板脚注。

蛇床子

气味苦辛，无毒。主男子阴痿湿痒，妇人阴中肿痛，除痹气，利关节，癫痫恶疮。久服轻身，好颜色。辛，旧作平，今改正。

蛇床子，《本经》名蛇粟，又名蛇米。《尔雅》名虺床，以虺蛇喜卧于下，嗜食其子，故有此名。始出临淄川谷及田野湿地，今所在皆有。三月生苗，高二三尺，叶青碎作丛似蒿，每枝上有花头百余，同结一窠，

---

① 旨：石印本作"正旨"。

四五月开花，白色，子如黍粒，黄褐色。

《崇原》 蛇床子气味苦辛，其性温热，得少阴君火之气，主治男子阴痿湿痒，妇人阴中肿痛，禀火气而下济其阴寒也。除痹气，利关节，禀火气而外通其经脉也。心气虚而寒邪盛，则癫痫；心气虚而热邪盛，则生恶疮。蛇床味苦性温，能助心气，故治癫痫、恶疮。久服则火土相生故轻身，心气充盛故好颜色。[批]先明运气作用，而后男子妇人能否适用，决然无疑。

蛇，阴类也，蛇床子性温热，蛇虺喜卧于中，嗜食其子，犹山鹿之嗜水龟，潜龙之嗜飞燕。盖取彼之所有，以资己之所无。故阴痿虚寒所宜用也。

李时珍曰：蛇床子神农列之上品，不独助男子，且有益妇人。乃世人舍此，而求补药于远域，且近时但用为疮药，惜哉！[批]贵耳贱目，世人通病。

覆盆子

气味酸平，无毒。主安五脏，益精气，长阴，令人坚，强志倍力，有子。久服轻身不老。《别录》名覆盆，《本经》名蓬蘽，始出荆山平泽及宛句，今处处有之。藤蔓繁衍，茎有倒刺，就蒂结实，生则青黄，熟则紫黯，微有黑色，状如熟椹，至冬苗叶不凋。马志曰：蓬蘽乃覆盆之苗，覆盆乃蓬蘽之子。李时珍曰：蓬蘽、覆盆一类二种，覆盆早熟，蓬蘽晚熟。然近时只知有覆盆，不知有蓬蘽矣。愚以覆盆、蓬蘽功用相同，故合而为一。

《崇原》《本经》名蓬蘽，以其藤蔓繁衍，苗叶不凋，结子则蓬蓬而蘽蘽也。《别录》名覆盆，以其形圆而扁，如釜如盆，就蒂结实，倒垂向下，一如盆之下覆也。气味酸平，藤蔓繁衍，具春生夏长之气，覆下如盆。[批]寇氏以为服之当覆其溺器，故有覆盆之名，殊谬。得秋时之金气，冬叶不凋，得冬令之水精，结实形圆，具中央之土气，体备四时，质合五行，故主安五脏。肾受五脏之精而藏之，故益精气而长阴，肾气充足，则令人坚，强志倍力有子。是覆盆虽安五脏，补肾居多，所以然者，水天上下之气，交相输应也。天气下覆，水气上升，故久服轻身不老。

菟丝子

气味辛甘平，无毒。[批]《经读》脱去“甘”字。主续绝伤，补不足，益气力，肥健人。《别录》云：久服明目，轻身延年。菟丝子，《尔雅》名玉女，《诗》名女萝。始出朝鲜川泽田野，盖禀水阴之气，从东方而生，今处处有之。夏生苗如丝遍地，不能自起，得他草梗则缠绕而上，其根即绝于地，寄生空中，无叶有花，香气袭人，结实如秕豆而细，色黄。法当温水淘去沙泥，酒浸一宿，曝干捣用。又法：酒浸四五日，蒸曝四五次，研，作饼，焙干用。

《崇原》 凡草木子实，得水湿清凉之气后能发芽，菟丝子得沸汤火热之气而有丝芽吐出，盖禀性纯阴，得热气而发也。气味辛甘，得手足太阴天地之气化，寄生空中，丝茎缭绕，故主续绝伤。续绝伤故能补不足，补不足故能益气力，益气力故能肥健人。兔乃明月之精，故久服明目。阴精所奉，其人寿，故轻身延年。

《经读》 菟丝，肺药也，然其用在肾而不在肺。子中脂膏最足，绝类人精，金生水也。主续绝伤者，子中脂膏，如丝不断，善于补续也。补不足者，取其最足之脂膏，以填补其不足之精血也。精血足，则气力自长，肥健自增矣。久服肾水足则目明，肾气壮则身轻。华元化云：肾者，性命之根也。肾得补则延年。[批]既云肺药，又云其用在肾，以其从脏腑解到主治，不得不作转笔。若从运气入手，则以下迎刃而解，不转自明。第《经读》曲折善达，能于《本经》命意所在，绝不抛荒。子中脂膏云云，尤觉圆到。

沙参

气味苦微寒，无毒。主血结惊气，除寒热，补中，益肺气。《别录》云：久服利人。沙参，一名白参，以其根色名也。又名羊乳，俚人呼为羊婆奶，以其根茎折之皆有白汁也。始出河内川谷及兖句、般阳，今淄齐、潞随、江淮、荆湖州郡及处处山原有之。喜生近水沙地中。

《崇原》 沙参生于近水之沙地，其性全寒，苦中带甘，故曰微寒，色白多汁，禀金水之精气。血结惊气者，营气内虚，故血结而惊气也。寒热者，卫气外虚，故肌表不和而寒热也。补中者，补中焦之精汁，补中则血结惊气可治矣。益肺者，益肺气于皮毛，益肺则寒热可除矣。所以然者，禀水精而补中，禀金精而益肺也。久服则血气调而营卫和，故利人。

愚按：《本经》人参味甘，沙参味苦，性皆微寒。后人改人参微温，沙参味甘，不知人参味甘，甘中稍苦，故曰微寒，沙参全寒，苦中带甘，故曰微寒。先圣立言，自有深意，后人不思体会而审察之，擅改圣经，误人最甚。

《经读》 沙参气微寒，禀水气而入肾，味苦无毒，得火味而入心。谓其得水气以泻心火之有余也。心火亢则所主之血不行而为结，而味之苦可以攻之；心火亢则所藏之神不宁而生惊，而气之寒可以平之。心火禀炎上之性，火郁则寒，火发则热，而苦寒能清心火，故能除寒热也。阴者，所以守中者也，苦寒益阴，所以补中。补中则金得土生，又无火克，所以益肺气也。[批]沙参主治之病，《崇原》将《内经》精义与《本经》合为一家言而诠释之，其义已显。《经读》但以心火亢炎作主，见同《经解》，亦题中应有之义，特未醒出营卫一层。

泽泻

气味甘寒，无毒。主风寒湿痹，乳难，养五脏，益气力，肥健，消水。久服耳目聪明，不饥延年，轻身，面生光，能行水上。泽泻，《本经》名水泻，主泻水上行故名。始出汝南池泽，今近道皆有，惟汉中者为佳。生浅水中，独茎直上，根圆如芋有毛。

《崇原》 泽泻，水草也，气味甘寒，能启水阴之气，上滋中土。主治风寒湿痹者，启在下之水津，从中土而灌溉于肌腠皮肤也。[批]水草、石草皆属胃，其性主升。乳者，中焦之汁，水津滋于中土，故治乳难。五脏受水谷之精，泽泻泻泽于中土，故养五脏。肾者，作强之官，水精上资，故益气力。从中土而灌溉于肌腠，故肥健。水气上而后下，故消水。[批]泽泻惟仲景用之俱与《本经》合，故曰圣方，亦曰经方。久服耳目聪明者，水济其火也。不饥延年者，水滋其土也。轻身面生光者，水泽外注也。能行水上者，言此耳目聪明，不饥延年，轻身面生光，以其能行在下之水而使之上也。[批]《本经》能行水上句，俗多误会，高明如徐灵胎亦复不免。

《经读》 此物形圆，一茎直上，无下行之性，故其功效如此。今人以盐水拌炒，则反掣其肘矣。

菖蒲

气味辛温，无毒。主风寒湿痹，欬逆上气，开心孔，补五脏，通九窍，明耳目，出音声，主耳聋，痈疮，温肠胃，止小便利。久服轻身，不忘，不迷惑，延年，益心智，高志不老。菖蒲处处有之，种类不一，其生流水中，根茎络石，略无少土，稍有泥滓，即易凋萎，此种入药为良。李时珍曰：菖蒲凡五种，生于水石之间，根细节密者名石菖蒲，可入药，余皆不堪。此草新旧相代，四时常青。《罗浮山记》言：山中菖蒲一寸二十节。《抱朴子》言：服食以一寸九节紫花者尤善。苏东坡曰：凡草生石上者，必须微土以附其根，惟石菖蒲濯去泥土，渍以清水置盆中，可数十年不枯。

《崇原》 太阳之气，生于水中，上与肺金相合而主表，与君火相合而主神。菖蒲生于水石之中，气味辛温，乃禀太阳寒水之气，而上合于心肺之药也。主治风寒湿痹，欬逆上气者，太阳之气上与肺气相合而出于肌表也。［批］菖蒲主治风寒湿痹，下文治验从此生根。开心孔者，太阳之气上与心气相合，而运其神机也。五脏在内，九窍在外，肝开窍于二目，心开窍于二耳，肺开窍于二鼻，脾开窍于口，肾开窍于前后二阴。菖蒲禀寒水之精，能濡五脏之窍，故内补五脏，外通九窍。明耳目，出音声，是通耳目口鼻之上窍也。又曰主耳聋、痈疮者，言耳不能听而为耳痈、耳疮之证，菖蒲并能治之。温肠胃，止小便利，是通前后二阴之下窍也。菖蒲气味辛温，性惟上行，故温肠胃而止小便之过利。久服则阳气盛，故轻身。心气盛，故不忘。寒水之精，太阳之阳，标本相合，故不迷惑而延年。益心智者，菖蒲益心，心灵则智生。高志不老者，水精充足，则肾志高强，其人能寿而不老。

《经读》 菖蒲性用，略同远志。但彼苦而此辛，且生于水石之中，得太阳寒水之气。其味辛，合于肺金而主表；其气温，合于心包络之经，通于君火而主神。其主风寒湿痹，欬逆上气者，从肺驱邪以解表也。开心窍至末句，皆言补心之效，其功同于远志。声音不出，此能入心而转舌，入肺以开窍也。但菖蒲禀水精之气，外通九窍，内濡五脏，其性自下以行于上，与远志自上以行于下者有别。

远志

气味苦温，无毒。主欬逆伤中，补不足，除邪气，利九窍，益智慧，耳目聪明，不忘，强志倍力。久服轻身不老。远志始出太山及冤句川谷，今河洛、陕西州郡皆有之。苗名小草，三月开红花，四月采根晒干，用者去心取皮。李时珍曰：服之主益智，强志，故有远志之称。

《崇原》 远志气味苦温，根茎骨硬，禀少阴心肾之气化。苦温者心也，骨硬者肾也，心肾不交，则欬逆伤中，远志主交通心肾，故治欬逆伤中。补不足者，补心肾之不足。除邪气者，除心肾之邪气。利九窍者，水精上濡空窍于阳，下行二便于阴也。神志相通，则益智慧。智慧益，则耳目聪明。心气盛，则不忘。肾气足，则强志倍力。若久服，则轻身不老。《抱朴子》云：陵阳子仲，服远志二十年，有子三十七人，开书所视，记而不忘。此轻身不老之一征也。

《经读》 心为一身之主宰，凡九窍耳目之类，无一不待其使令。今得远志以补之，则九窍利，智慧益，耳聪目明，善记不忘，志强力壮，所谓天君泰然，百体从令者此也。[批]火归土中则心肾交矣。心与肾，水火相得，神志相通。此将远志从心主发明恰好斗筍[1]。又云久服轻身不老者，即《内经》所云主明则下安，以此养生则寿之说也。夫曰养生，曰久服，言其为服食之品，不可以之治病，故经方中绝无此味，今人喜服药丸为补养，久则增气而成病。[批]时方如归脾汤、人参养荣汤、天王补心丹，皆因远志配合适宜，藉无流弊。唯以补心之药为主，又以四脏之药为佐，如四方诸侯，皆出所有以贡天子，即乾纲克振，天下皆宁之道也，诸药皆偏，唯专于补心则不偏。《抱朴子》谓：陵阳子仲，服远志二十七年，有子三十七人，开书所视，记而不忘。著其久服之效也。[批]妇人求孕亦有以远志、归身等分煎服而得效者，药不在多，顾用之何如耳？若以之治病，则大失经旨矣。

仲氏曰：欬逆伤中，是心肾不交之实据。《本经》特先坐实，以起下文，若菖蒲辛温，治欬逆，远志亦治欬逆，只以性味不同，故欬逆之治，亦有上气、伤中之不同。凡主治之似同而实异者，《本经》悉于活泼泼地示人。今得《崇原》剖析，《经读》赞扬，不啻云开见日矣。又曰：医虽小道，来源甚大，读《内经》全集者始知。但小为良医，大为良相，《经读》此解，所谓良相者，如时方天王补心丹、十味补心汤之远志是也。

细辛

气味辛温，无毒。主欬逆上气，头痛脑动，百节拘挛，风湿痹痛，死肌。久服明目，利九窍，轻身长年。细辛，始出华阴山谷，今处处有之。一茎直上，端生一叶，其茎极细，其味极辛，其叶如

---

① 斗筍：即斗榫合缝，形容手艺高超。此指恰如其分。筍，通"榫"。

葵，其色赤黑。辽冀产者名北细辛，可以入药。南方产者名杜衡，其茎稍粗，辛味稍减，一茎有五七叶，俗名马蹄香，不堪入药。

《崇原》 细辛，气味辛温，一茎直上，其色赤黑，禀少阴泉下之水阴，而上交于太阳之药也。少阴为水脏，太阳为水腑，水气相通，行于皮毛，皮毛之气，内合于肺，若循行失职，则病欬逆上气，而细辛能治之。太阳之脉，起于目内眦，从巅络脑，若循行失职，则病头痛脑动，而细辛亦能治之。太阳之气主皮毛，少阴之气主骨髓，少阴之气不合太阳，则百节拘挛。节，骨节也。百节拘挛，致有风湿相侵之痹痛。风湿相侵，伤其肌腠，故曰死肌。[批] 一本云：风湿相侵，痹于筋骨则为百节拘挛，痹于腠理则为死肌。而细辛皆能治之，其所以能治之者，以气胜之也。久服明目利九窍者，水精之气，濡于空窍也。九窍利则轻身而长年矣。

愚按：细辛乃《本经》上品药也，味辛臭香，无毒，主明目利窍。宋元佑陈承谓：细辛单用末，不可过一钱，多则气闭不通而死。近医多以此语忌用。嗟嗟！凡药所以治病也，有是病，服是药。岂辛香之品，而反能闭气乎？岂上品无毒，而不可多服乎？方书之言，类此者不少，学者不善详察而遵信之，伊黄之门，终身不能入矣。

仲氏曰：经方对症发药，药味分两搭配及煎法、服法，具有准绳。惟古今权度不同，须折算。大约古时一两，抵今日二三钱。如麻黄附子细辛汤、大黄附子汤、桂甘姜枣麻辛附子汤内，将细辛折算，何止一钱。即欲从轻，亦须力能中病。苟折衷于长沙方治，则疑忌胥损矣。《崇原》所以教人详察。

柴胡

气味苦平，无毒。主心腹肠胃中结气，饮食积聚，寒热邪气，推陈致新。久服轻身，明目，益精。柴胡，一名地薰，叶名芸蒿，始出宏农川谷及冤句，今长安及河内近道皆有。二月生苗甚香，七月开黄花，根淡赤色，苗之香气直上云间，有鹤飞翔于上，过往闻者皆神气清爽。柴胡有硬、软二种，硬者名大柴胡，软者名小柴胡。小柴胡生于银州者为胜，故又有银柴胡之名。今市肆中另觅草根白色而大，不知何种，名银柴胡，此伪充也，不可用。古茈从草，今柴从木，其义相通。

《崇原》 柴胡春生白蒻，香美可食，香从地出，直上云霄，其根苦平，禀太阴坤土之气，而达于太阳之药也。主治心腹肠胃中结气者，心为阳中之太阳而居上，腹为至阴之太阴而居下，肠胃居心腹之中，柴胡从坤土而治肠胃之结气，则心腹之正气自和矣。治饮食积聚，土气调和也。治寒热邪气，从阴出阳也。从阴出阳，故推陈莝而致新谷。土气调和，故久服轻身。阴气上出于阳故明目，阳气下交于阴故益精。

愚按：柴胡乃从太阴地土、阳明中土而外达于太阳之药也。故仲祖《卒病论》言：伤寒中风，不从表解，太阳之气逆于中土，不能枢转外出，则用小柴胡汤达太阳之气于肌表。［批］修园云：经文不言发汗，仲景用至八两之多，可知性纯不妨多服，功缓必须重用。是柴胡并非少阳主药，后人有病在太阳而用柴胡则引邪入于少阳之说。此庸愚无稽之言，后人宗之，鄙陋甚矣！

《经解》 柴胡气平，禀天中正之气；味苦无毒，得地炎上之火味。胆者，中正之官，相火之府，所以独入少阳胆经。气味轻升，阴中之阳，乃少阳也。其主心腹肠胃中结气者，心腹肠胃五脏六腑也，脏腑共十二经，凡十一脏，皆取决于胆，柴胡轻清，升达胆气，胆气条达，则十一脏从之宣化，故心腹肠胃中，凡有结气皆能散之也。其主饮食积聚者，盖饮食入胃，散精于肝，肝之疏散，又借少阳胆为生发之主也，柴胡升达胆气，则肝能散精，而饮食积聚自下矣。少阳经行半表半里，少阳受邪，邪并于阴则寒，邪并于阳则热，柴胡和解少阳，故主寒热邪气也。春气一至，万物俱新，柴胡得天地春升之气性，入少阳以生气血，故主推陈致新也。久服清气上行，则阳气下降，所以身轻。五脏六腑之精华上奉，所以明目。清气上行，则阴气下降，所以益精。精液乃气之英华也。[批] 天士行医半世，惧用柴胡，盖惑于方书病在太阳服之引贼入门等语。入门者，入少阳也，故此解专主少阳胆经。然《伤寒论·少阳篇》并无小柴胡汤，且有无太阳证不中与之训，则柴胡非少阳主药明矣。惟胆气以下诸论所见却超，至论柴胡正犯徐灵胎《本草百种录》之驳，其义详于《崇原》《真传》。

《真传》《伤寒论》云：无太阳证不中与，本太阳病不解，转入少阳者，与小柴胡汤。谓可从少阳而外达于太阳，非少阳之主药也。其性自下而上，从内而外，根气虚者不可用，用之犹揠苗助长，故本论有柴胡不中与之戒。

升麻

气味甘苦平，微寒，无毒。主解百毒。杀百精老物殃鬼，辟瘟疫瘴气邪气，蛊毒入口皆吐出，中恶腹痛，时气毒疠，头痛寒热，风肿诸毒，喉痛口疮。久服不夭，轻身长年。升麻，今蜀汉、陕西、淮南州郡皆有，以川蜀产者为胜。一名周麻。春苗夏花，叶似麻叶，其根如蒿根，其色紫黑多须。

《崇原》 升麻气味甘苦平。甘者，土也；苦者，火也。主从中土而达太阳之气，太阳标阳本寒，故微寒。盖太阳禀寒水之气而行于肤表，如天气之下连于水也。太阳在上，则天日当空，光明清湛。清湛故主解百毒，光明故杀百精老物殃鬼。太阳之气行于肤表，故辟瘟疫瘴气邪气。太阳之气行于地中，故蛊毒入口皆吐出。治蛊毒，则中恶腹痛自除。辟瘟疫瘴气邪气，则时气毒疠、头痛寒热自散。寒水之气滋于外而济于上，故治风肿诸毒，喉痛口疮。久服则阴精上滋，故不夭。阳气盛，故轻身。阴阳充足则长年矣。

愚按：柴胡、升麻皆达太阳之气，从中土以上升，柴胡从中土而达太阳之标阳，升麻兼启太阳之寒水。细辛更启寒水之气于泉下，而内合少阴。三者大致相同，功用自别。

凡物纹如车辐者，皆有升转循环之用。防风、秦艽、乌药、防己、木通、升麻皆纹如车辐，而升麻更觉空通，升转甚捷。

《真传》 今人遇元气虚脱之证，每用升麻，欲提之使上，岂知升麻《本经》名周麻，以其有升转周遍之功，初病发散可用，若里虚气陷当补益其元，助之使上，不可升提，升提则上下脱离而死矣。

桂

气味辛温，无毒。主上气欬逆结气，喉痹吐吸，利关节，补中益气。久服通神，轻身不老。《本经》有牡桂、菌桂之别，今但以桂摄之。桂木臭香性温，其味辛甘，始出桂阳山谷及合浦、交趾、广州、象州、湘州诸处。色紫黯，味辛甘者为真。仲祖《伤寒论》云：桂枝去皮。去皮者，只取梢尖嫩枝，外皮内骨皆去之不用。今以桂为桂枝，干为桂皮，为官桂，即《本经》之牡桂也。根为肉桂，去粗皮为桂心，即《本经》之菌桂也。然生发之机在枝干，故录《本经》牡桂主治。但题以桂而总摄焉。

《崇原》 桂木凌冬不凋，气味辛温，其色紫赤，水中所生之木火也。上气欬逆者，肺肾不交，则上气而为欬逆之证。桂启水中之生阳，上交于肺，则上气平而欬逆除矣。结气喉痹者，三焦之气不行于肌腠，则结气而为喉痹之证。桂秉少阳之木气，通利三焦，则结气通而喉痹可治矣。吐吸者，吸不归根，即吐出也。桂能引下气与上气相接，则吸入之气直至丹田而后出，故治吐吸也。关节者，两肘、两腋、两髀、两腘皆机关之室，周身三百六十五节，皆神气之所游行。桂助君火之气，使心主之神而出入于机关、游行于骨节，故利关节也。补中益气者，补中焦而益上下之气也。久服则阳气盛而光明，故通神。三焦通会元真于肌腠，故轻身不老。

《经读》 桂，牡桂也，牡，阳也，即今之桂枝、桂皮也。菌，根也，菌桂即今之肉桂、厚桂也。然生发之机在枝干，故仲景方中所用俱是桂枝，即牡桂也。时医以桂枝发表，禁不敢用，而所用肉桂，又必刻意求备，皆是为施治不愈，卸罪巧法。徐忠可云：近来肾气丸、十全大补汤俱用肉桂，盖杂温补于滋阴药中故无碍。至桂枝汤，因作伤寒首方，又因有春夏禁用桂枝之说，后人除有汗发热恶寒一证，他证即不用，甚至春夏则更守禁药不敢用矣。不知古人用桂枝取其宣通血气，为诸药向导，即肾气丸，古亦用枝，其意不止于温下也。他如《金匮》论虚损十方而七方用桂枝；孕妇用桂枝汤安胎；又桂苓丸去癥；产后中风面赤，桂枝、附子、竹叶并用；产后乳子，烦乱呕逆，用竹皮大丸内加桂枝，治烦热之附方，于建中加当归为内补。然则，桂枝岂非通用之药乎？若肉桂则性热下达，非下焦虚寒者不可用，而人反以为通用，宜其用之而多误。余自究心《金匮》以后，其用桂枝取效，变幻出奇，不可方物[1]。聊一拈出，以破时人之惑。修园曰：《金匮》谓气短有微饮，宜从小便去之，桂苓甘术汤主之，肾气丸亦主之。喻嘉言注：呼气短，宜用桂苓甘术汤以化太阳之气；吸气短，宜用肾气丸以纳少阴之气。二方俱借桂枝之力，市医不晓也。今引张隐庵之注，字字精确；又引徐忠可之论，透发无遗。庶几桂枝之功用，从此大彰矣。又按：仲景书桂枝条下有"去皮"二字，叶天士《临证指南》方中每用桂枝木，甚觉可笑。盖仲景所用之桂枝，只取梢尖嫩枝，内外如一，若有皮骨者去之，非去枝上之皮也。详见《崇原》小注。又曰：菌桂性同牡桂，养精神者，内能通达脏腑，和颜色者，外能通利血脉也，为诸药先聘通使，辛香能分达于经络，故主百病也。与牡桂有轻重之分、上下之别，凡阴邪盛与药相拒者，非此不入。［批］市医不晓也之下，有一大段治案，深叹桂枝遇人不淑，今删去，缘市医之虚妄，诛不胜诛，与其挂一漏万，不如浑括。

仲氏曰：经方不论有桂无桂，总与病情丝丝入扣，所以药到病除。市医疑桂枝过温，绝不试用，间或试用，而所配君臣佐使，又甚离奇，反以败事。经论不熟，药不为之用也。然市医利在行道，何暇知道，不知道则医者如瞎马，就医者亦如盲人骑瞎马而已矣。

羌活

气味苦甘辛，无毒。主风寒所击，金疮止痛，奔豚，痫痓，女子疝瘕。久服轻身耐老。甘辛旧本作甘平，误，今改正。

羌活，始出雍州川谷及陇西南安，今以蜀汉、西羌所出者为佳。《本经》只言独活，不言羌活，说者谓其生苗一茎直上，有风不动，无风自

---

[1] 方物：识别。

摇，故名独活，后人以独活而出于西羌者名羌活，出于中国处处有者，名独活。羌活色紫赤，节密轻虚。羌活之中复分优劣，西蜀产者性优，江淮近道产者性劣。独活出土黄白，晒干褐黑紧实无节，其气香烈，其味辛腥。[批]今观肆中所市竟是二种，有云羌活主上，独活主下，是不可解也。

《崇原》 羌活初出土时，苦中有甘，曝干则气味苦辛，故《本经》言气味苦甘辛。其色黄紫，气甚芳香，生于西蜀，禀手足太阴金土之气化。风寒所击，如客在门而叩击之，从皮毛而入肌腠也。羌活禀太阴肺金之气则御皮毛之风寒，禀太阴脾土之气则御肌腠之风寒，故主治风寒所击。金疮止痛，禀土气而长肌肉也。奔豚乃水气上奔，土能御水逆，金能益子虚，故治奔豚、痫痉、风痫、风痉也。金能制风，故治痫痉。肝木为病，疝气瘕聚，金能平木，故治女子疝瘕。久服则土金相生，故轻身耐老。

《经读》 奔豚乃水气上凌心火，此能入肺，以降其逆，补土以制其水，入心以扶心阳之衰，所以主之。[批]《本经》《崇原》言外之意，粗工不识，修园特借火味发明心火太阳，太阳中见之化为少阴，关涉营卫。痫痉者，木动则生风，风动则挟木势而害土，土病则聚液而成痰，痰迸于心则为痉为痫，羌活禀金气以制风，得土味而补脾，得火味以宁心，所以主之。女子疝瘕，多经行后血假风湿而成，此能入肝以平风，入脾以胜湿，入心而主宰血脉之流行，所以主之。久服轻身耐老者，著其扶阳之效也。

防风

气味甘温，无毒。主大风，头眩痛，恶风，风邪目盲无所见，风行周身，骨节疼痛烦满。久服轻身。防风，始出沙苑川泽及邯郸、琅琊、上蔡，皆属中州之地。春初发嫩芽，红紫色，三月茎叶俱青，五月开细白花，六月结实黑色，九月、十月采根，色黄空通。

《崇原》　防风茎叶花实兼备五色，其味甘，其质黄，其臭香，禀土运之专精，治周身之风证。盖土气厚，则风可屏，故名防风。风淫于头，则大风头眩痛，申明大风者，乃恶风之风邪，眩痛不已，必至目盲无所见，而防风能治之。又风邪行于周身，甚至骨节疼痛，而防风亦能治之。久服则土气盛，故轻身。[批] 烦满不点而自见。

元人王好古曰：病头痛、肢节痛、一身尽痛，非羌活不能除，乃却乱反正之主君药也。

李东垣曰：防风治一身尽痛，随所引而至，乃卒伍卑贱之职也。[批] 李东垣与刘守真、朱丹溪、张子和为金元四大家，东垣论药不从《本经》参究，徒以好名之，故立说著书致开后人谬妄之渐。《崇原》特揭其短，不仅为防风吐气而已。愚按：《神农》以上品为君，羌活、防风同列上品，皆散风治病，何以贵贱迥别若是。后人发明药性多有如此谬妄之论，虽曰无关治法。然使学者遵而信之，陋习何由得洗乎。

《经读》　防风气温，禀天春木之气而入肝；味甘无毒，得地中土之味而入脾。"主大风"三字提纲，详于巴戟天注，不赘。风伤阳位，则头痛而眩。风伤皮毛则为恶风之风邪。风害空窍，则目盲无所见。风行周身者，经络之风也；骨节疼痛者，关节之风也；身重者，病风而不能矫捷也。防风之甘温发散，可以统主之。然温属春和之气，入肝而治风，尤妙在甘以入脾，培土以和木气，其用独神。[批] 夹叙夹议，风无遁情，然防风全体属土。今借"气温"二字兼帖肝说，以风气通于肝也。而大致仍重土，故有尤妙在一折，第身重句，《本经》所无。此理证之《易》象，于剥、复二卦而可悟焉。两土同崩则剥，故大病必顾脾胃；土木无忤则复，故病转必和肝脾。防风驱风之中，大有回生之力，李东垣竟目为卒伍卑贱之品，真门外汉也。［批］上品如羌活、防风，皆风药中拨乱反正之主药也。所不同者，防风禀土气，羌活兼得金土之气耳。《经读》又以羌活味苦入心，防风气温入肝作解，意亦可通。

紫苏

气味辛微温，无毒。主下气，杀谷，除饮食，辟口臭，去邪毒，辟恶气。久服通神明，轻身耐老。《纲目》误列中品，今改入上品。

紫苏，《本经》名水苏。始生九真池泽，今处处有之，好生水旁，因名水苏。其叶面青背紫，昼则森挺，暮则下垂。气甚辛香，开花成穗，红紫色，穗中有细子，其色黄赤，入土易生。后人于壤土莳植，面背皆紫者，名家紫苏。野生瘠土者，背紫面青。《别录》另列紫苏，其实一种，但家野之不同耳。又一种，面背皆青、气辛臭香者为荠苎，一种面背皆白者名白苏，俱不堪入药。

《崇原》 紫苏气味辛温，臭香，色紫。其叶朝挺暮垂，禀太阳天日晦明之气。天气下降，故主下气，下气则能杀谷，杀谷则能除饮食。除，消除也。味辛臭香，故辟口臭；辟口臭，则能去邪毒；去邪毒，则能辟恶气。久服则天日光明，故通神明。天气下降，则地气上升，故轻身耐老。

愚按：紫苏配杏子，主利小便，消水肿，解肌表，定喘逆，与麻黄同功而不走泄正气。故《本经》言久服通神明，轻身耐老，列于上品。

《经读》　紫苏气微温，禀天之春气而入肝；味辛，得地之金味而入肺。主下气者，肺行其治节之令也。杀谷除饮食者，气温达肝，肝舒畅而脾亦健运也。辟口臭、去邪毒、辟恶气者，辛中带香，香为天地之正气，香能胜臭，即能解毒，即能胜邪也。久服则气爽神清，故通神明，轻身耐老。其子下气尤速；其梗下气宽胀，治噎膈反胃，止心痛；旁小枝通十二经关窍脉络。

《类辩》　百合花昼开夜合，紫苏叶朝挺暮垂，因悟草木之性，感天地阴阳之气而为开阖者也。如春生夏长秋成冬殒，四时之开阖也。昼开夜阖，朝出暮入，一日之开阖也。是以一岁之中有四时，一日之中有四时，而人物应之。苏叶紫赤，枝茎空通，其气朝出暮入，有如经脉之气，昼行于阳，夜行于阴。是以苏叶能发表汗者，血液之汗也。白走气分，赤走血分。枝茎能通血脉，故易思兰先生常用苏茎通十二经之关窍，治咽膈饱闷，通大小便，止下利赤白。予亦常用香苏细茎，不切断，治反胃膈食，吐血下血，多奏奇功。盖食气入胃，散精于肝，浊气归心，肝主血而心主脉，血脉疏通，则食饮自化。经云：阳络伤则吐血，阴络伤则下血。通其络脉，使血有所归，则吐下自止。〔批〕此言络脉之血，非经血也。药性不明，药固不可妄用，病情不辨，药尤不可妄用。夫茜草、归、芎之类，皆能引血归经，然不若紫苏昼出夜入之行速耳。於戏①！阴阳开阖，天地之道也，进乎技矣。

仲氏曰：紫苏能化水谷之气，引阳入阴。昔有二症，群医

---

① 於戏（wūhū 呜呼）：同"呜呼"，感叹词。

束手，一患不寐，修园治以紫苏、百合、枣仁、茯神、龙骨、牡蛎等味始安。苏省一贵官，患癃闭，招士宗赴诊，方用紫苏、杏仁、防风各一两，以代麻黄，至夜膀胱气化，小便大利。乃知二症有宜于紫苏者，《崇原》先为补出矣，惟麻黄实无他药可代，详见中品。

苏子

气味辛温，无毒。主下气，除寒，温中。《别录》。附。

苏枝

气味辛平，无毒。主宽中行气，消饮食，化痰涎，治噎膈、反胃，止心腹痛，通十二经关窍脉络。《新增》。附。苏枝，是茎上旁枝，非老梗也。

橘皮

气味苦辛温，无毒。主治胸中瘕热逆气，利水谷。久服去臭，下气通神。橘，生江南及山南山谷，今江浙、荆襄、湖岭皆有。枝多坚刺，叶色青翠，经冬不凋，结实青圆，秋冬始熟，或黄或赤，其臭辛香，肉味酸甜，皮兼辛苦。

《崇原》 橘实形圆色黄，臭香肉甘，脾之果也。其皮气味苦辛，性主温散，筋膜似络脉，皮形若肌肉，宗眼如毛孔，乃从脾胃之大络而外出于肌肉毛孔之药也。胸中瘕热逆气者，谓胃上郛郭之间浊气留聚，则假气成形，而为瘕热逆气之病。橘皮能达胃络之气出于肌腠，故胸中之瘕热逆气可治也。利水谷者，水谷入胃，借脾气之散精，橘皮能达脾络之气上通于胃，故水谷可利也。久服去臭者，去中焦腐秽之臭气，而肃清脾胃也。下气通神者，下肺主之气，通心主之神。橘皮气味辛苦，辛入肺而苦入心也。

愚按：上古诸方止曰橘皮，个用不切，并无去白之说。李东垣不参经义，不体物性，承雷敩《炮制》，谓留白则理皮 [①] 健胃，去白则消痰止嗽。［批］雷敩著《雷公炮制》，确系有意冒名，以愚后世，非比张子和本名从正，人疑其为仲景也。冒者，自冒之，最可羞；疑者，人疑之，何足怪。后人习以为法，每用橘红治虚劳咳嗽。夫咳嗽非止肺病，有肝气上逆而咳嗽者，有胃气壅滞而咳嗽者，有肾气奔迫而咳嗽者，有心火上炎而咳嗽者，有皮毛闭拒而咳嗽者，有脾肺不和而咳嗽者。经云：五脏六腑皆令人咳，非独肺也。橘皮里有筋膜，外黄内白，其味先甘后辛，其性从络脉而外达于肌肉毛孔，以之治咳，有从内达外之义，若去其白，其味但辛，止行皮毛，风寒咳嗽似乎相宜，虚劳不足，益辛散矣。后人袭方书糟粕，不穷物性本原，无怪以讹传讹而莫之止。须知雷敩乃宋人，非黄帝时雷公也。业医者，当以上古方制为准绳，如《金匮要略》用橘皮汤治干呕哕，义可知矣。《日华子》谓：橘瓤上筋膜，治口渴吐酒，煎汤饮甚效，以其能行胸中之饮而行于皮肤也。夫橘皮从内达外，凡汗多里虚，阳气外浮者宜禁用之。

《经读》 橘皮气温，禀春气而入肝，味苦入心，味辛入肺。胸中为肺之部位，唯其入肺，所以主胸中之瘕热逆气。疏泄为

---

① 皮：疑当作"脾"。

肝之专长，唯其入肝，所以能利水谷。[批]气温入肝，性相近也，肺脾喜温，情相投也。肝主疏泄，脾主散精，橘皮皆适于用。然此物形体达脾胃络气，《崇原》之解最确，修园特引而伸之。心为君主之官，唯其入心，则君火明而浊阴之臭气自去，又推其所以得效之神者，皆其下气之功也。总结上三句，古人多误解。又曰：橘皮筋膜似脉络，皮形似肌肤，宗眼似毛孔。人之伤风咳嗽，不外肺经。肺主皮毛，风之伤人，先入皮毛，次入经络而渐深。治以橘皮之苦以降气，辛以发散，俾从脾胃之大络，转于肌肉毛孔之外，微微从汗而解也。若削去筋膜，只留外皮名曰橘红，意欲解肌止嗽，不知汗本由内而外。雷敩去白留白之分，东垣因之，何不通之甚也。

青橘皮

气味苦辛温，无毒。主治气滞，下食，破积结及膈气。《图经本草》。附。

橘核

气味苦平，无毒。主治肾疰腰痛，膀胱气痛，肾冷。《日华本草》。附。

橘叶

气味苦平，无毒。主导胸膈逆气，入厥阴，行肝气，消肿散毒，乳痈胁痛，用之行经。《本草衍义补遗》。附。

辛夷

气味辛温，无毒。主治五脏身体寒热，风头脑痛，面皯。久服下气轻身，明目，增年耐老。辛夷始出汉中、魏兴、梁州川谷，今近道处处有之，人家园亭亦多种植。树高丈余，花先叶后，叶苞有茸毛。花开白色者，名玉兰，谓花色如玉，花香如兰也。红紫色者名木笔，谓花苞尖长，俨然如笔也。入药红白皆用，取含苞未开者收之。

《崇原》 辛夷味辛臭香，苞毛花白，禀阳明土金之气化。阳明者，土也，五脏之所归也。故主治五脏不和而为身体之寒热。阳明者，金也，金能制风，故主治风淫头脑之痛。阳明之气有余，则面生光，故治面皯。皯，黑色也。经云：阳明者，胃脉也，其气下行。故久服下气。土气和平故轻身，金水相生故明目。下气轻身明目，则增年耐老。

木香

气味辛温，无毒。主治邪气，辟毒疫瘟鬼，强志，主淋露。久服，不梦寤魇寐。木香，始出永昌山谷，今皆从外国舶上来。昔人谓之青木香，后人呼马兜铃根为青木香，改呼此为广木香以别之。《三洞珠囊》云：五香者，木香也，一株五根，一茎五枝，一枝五叶，叶间五节，故又名五香。根条左旋，采得二十九日方硬，形如枯骨，烧之能上彻九天。以味苦粘牙者为真，一种番白芷伪充木香，皮带黑而臭腥，不可不辨。

《崇原》 木香其臭香，其数五，气味辛温，上彻九天，禀手足太阴天地之气化，主交感天地之气，上下相通。[批]《本经》

木香至此才得真解。治邪气者，地气四散也。辟毒疫瘟鬼者，天气光明也。强志者，天一生水，水生则肾志强。主淋露者，地气上腾，气腾则淋露降。天地交感则阴阳和，开阖利，故久服不梦寤魇寐。梦寤者，寤中之梦；魇寐者，寐中之魇也。[批]古人一物一名，无不详审如此。

《真传》 木香，《本经》名五香。五者，土也。采根阴干，一月方枯，人身经血，一月一周，肝木主之，故曰木。

续断

气味苦微温，无毒。主治伤寒，补不足，金疮痈疡，折跌，续筋骨，妇人乳难，久服益气力。续断始出常山山谷，今所在山谷皆有，而以川蜀者为胜。三月生苗，四月开花，红白色或紫色，似益母草花，根色赤黄，晒干则黑。

《崇原》 续断气味苦温，根色赤黄，晒干微黑，折有烟尘，禀少阴阳明火土之气化，而治经脉三因之证。主治伤寒者，经脉虚而寒邪侵入，为外因之证也。补不足者，调养经脉之不足，为里虚内因之证也。金疮者，金伤成疮，为不内外因之证也。经脉受邪，为痈为疡，亦外因也。折跌而筋骨欲续，亦不内外因也。妇人经脉不足而乳难，亦里虚内因也。[批]内因、外因、不内外因，此三因皆杂病也。杂病方治，散见《金匮要略》。若时书方治甚繁，未必尽验，惟《千金》《外台》犹有先民遗法，均可参观。续断禀火土之气，而治经脉三因之证者如此。久服则火气盛故益气，土气盛故益力也。[批]此以气化释病因之治。

《经读》 参《百种录》，此以形为治。续断有肉有筋，如人筋在肉中之象，而色带紫带黑，为肝肾之象。[批]此以形象明治疗之验。气味苦温，为少阴、阳明火土之气化。故寒伤于经络而能散之，痈疡结于经络而能疗之，折跌筋骨有伤而能补不足，续其断绝。以及妇人乳难，而能通其滞而为乳。久服益气力者，亦强筋壮骨之功也。[批]续断以形为治，以治得名，用之者皆能言之，特未知为火之气化耳。

蒺藜

气味苦温，无毒。主治恶血，破癥瘕积聚，喉痹，乳难。久服长肌肉，明目轻身。蒺藜始出冯翊平泽或道旁，今西北地皆有。春时布地蔓生细叶，入夏作碎小黄花，秋深结实，状如菱米，三角四刺，其色黄白，实内有仁，此刺蒺藜也，《尔雅》名茨。《诗》言墙有茨者是也。又同州沙苑一种，生于牧马草地上，亦蔓生布地，茎间密布细刺，七月开花，黄紫色，九月结实作荚长寸许，内子如芝麻，绿色，状如羊肾，味甘微腥，今人谓之沙苑蒺藜，即白蒺藜也。今市肆中以茨蒺藜为白蒺藜，白蒺藜为沙苑蒺藜，古今名称互异，从俗可也。

《崇原》 蒺藜子，坚劲有刺，禀阳明之金气，气味苦温，则属于火。经云两火合并，故为阳明，是阳明禀火气而属金也。金能平木，故主治肝木所瘀之恶血，破肠胃邪郭之癥瘕积聚，阴阳交结之喉痹，阳明胃土之乳难，皆以其禀锐利之质而攻伐之力也。久服则阳明土气盛，故长肌肉。金水相生故明目。长肌肉故轻身。

沙苑蒺藜，生于沙地，形如羊肾，主补肾益精，治腰痛虚损，小便遗沥。所以然者，味甘带腥，禀阳明土金之气，土生金而金生水也。[批]《本经》只有刺蒺藜，沙苑者，别是一种，乃后人所增。士宗曰：此物微有腥气，从肾达肝。

桑根白皮

气味甘寒，无毒。主治伤中，五劳六极，羸瘦，崩中，绝脉，补虚益气。《纲目》误书中品，夫桑上之寄生得列上品，岂桑反在中品也，今改入上品。

桑处处有之，而江浙独盛，二月发叶，深秋黄陨，四月椹熟，其色赤黑，味甘性温。[批]《经读》云旧本列为中品，今从《崇原》。

《崇原》 桑名白桑，落叶后望之，枝干皆白，根皮作纸，洁白而绵，蚕食桑精，吐丝如银。盖得阳明金精之气。阳明属金而兼土，故味甘；阳明主燥，而金气微寒，故气寒。主治伤中，续经脉也。五劳，志劳、思劳、烦劳、忧劳、恚劳也。六极，气极、血极、筋极、骨极、肌极、精极也。羸瘦者，肌肉消减；崩中者，血液下注；脉绝者，脉络不通。桑皮禀阳明土金之气，刈而复茂，生长之气最盛，故补续之功如此。

《经解》 桑皮气寒，禀水气而入肾，味甘无毒，得土味而入脾中者。中州，脾也。脾为阴气之原，热则伤中，桑皮甘寒故主伤中。五劳者，五脏劳伤真气也。六极者，六腑之气虚极也。脏腑俱虚，所以肌肉削而羸瘦也。其主之者，桑皮甘以固脾气而补不足，寒以清内热而退火邪，邪气退而脾阴充，脾主肌肉，自然肌肉丰而劳极愈矣。崩中者血脱也，脉者血之府，血脱故脉绝不来也。脾统血而为阴气之原，甘能益脾，所以主崩中绝脉也。火与元气，势不两立，气寒清火，味甘益气，气充火退，虚得补而气受益矣。

《经读》 今人以补养之药，误认为清肺利水之品，故用多不效。且谓生用大泻肺气，宜涂蜜炙之。然此药忌火，不可不知。

仲氏曰：物象有目共睹，气味入口方知，所以古圣略物象而言气味。后人各执一见，于是桑根白皮，有色白入肺，气寒入肾，味甘入脾等语，胶柱鼓瑟，强作解人，无怪遵用者之鲜效也。尝考此皮之白，是阳明燥金本色，甘是阳明燥土本味，则寒亦属阳明金气无疑矣。此言伤中，盖伤阳明中土，而太阴地土随之尔。又曰：阳明燥胜则地干，致有劳极诸证。此皮具金土之气，气味甘寒无毒，刈而复茂，气之盛，绝类阳明，故补中，中补而诸证亦治。天士专以脾阴作解，譬犹闭门造车，何能合辙。修园不为辨正，第①结云此药忌火不可不知，虽主阳明金土而言，总嫌高浑。

桑叶

气味苦寒。主除寒热、出汗。王琢崖曰：《夷坚志》云，严州山寺，有一游僧，形体羸瘦，饮食甚少，每夜就枕，遍身汗出，迨旦衣皆湿透，如此二十年，无药能疗，期待尽耳。监寺僧曰：吾有药绝验，为汝治之。三日宿疾顿愈。其方单用桑叶一味，乘露采摘，焙干碾末，每用二钱，空腹温米饮调服，或值桑落时，干者亦堪用，但力不如新采者。桑叶是止盗汗之药，非发汗药。《本经》盖谓桑叶主治能除寒热，并除出汗也，若作发汗解则误矣。

桑枝

气味苦平。主治遍体风痒干燥，水气，脚气，风气，四肢拘挛，上气，眼晕，肺气咳嗽，消食，利小便。久服轻身，聪

---

① 第：副词，只是。

明耳目，令人光泽。《图经本草》。附。

桑椹

止消渴《唐本草》。利五脏关节痛，安魂镇神，令人聪明，变白不老。《本草拾遗》。附。

桑花

气味苦温^①，无毒。主治健脾，涩肠，止鼻洪，吐血，肠风，崩中，带下。《日华本草》。附。桑花生桑树上，白藓也，如地钱花样，刀刮取，炒用，非是桑椹花。

桑上寄生

气味苦平，无毒。主腰痛，小儿背强痈肿，充肌肤，坚发齿，长须眉，安胎。桑寄生始出宏农川谷及近海州邑海外之境，其地暖而不蚕，桑无剪伐之苦，气厚力充，故枝节间有小木生焉，是为桑上寄生。寄生之叶如橘而厚软，寄生之茎如槐而肥脆，四月开黄白花，五月结黄赤实，大如小豆，有汁稠黏，断茎视之，色深黄者良。寄生，木、枫、槲、榉、柳、水杨等树上皆有之，须桑上生者可用。世俗多以寄生他树者伪充，不知气性不同，用之非徒无益，而反有害。一种黄寄生形如石斛，一种如柴不黄色者皆伪也。

《崇原》寄生感桑气而寄生枝节间，生长无时，不假土力，夺天地造化之神功，故能资养血脉，于空虚之地而取效，倍于

---

① 温：原作"暖"，据文义改。

他药也。主治腰痛者，腰乃肾之外候，男子以藏精，女子以系胞，寄生得桑精之气，虚系而生，故治腰痛。小儿肾形未足，似无腰痛之证，应有背强痛肿之疾。寄生治腰痛，则小儿背强痛肿亦能治之。充肌肤，精气外达也；坚发齿，精气内足也。精气外达而充肌肤，则须眉亦长；精气内足而坚发齿，则胎亦安。盖肌肤者，皮肉之余；齿者，骨之余；发与须眉者，血之余；胎者，身之余。以余气寄生之物，而治余气之病，同类相感如此。

仲氏曰：鸟食榕实，粪落叶上，乘气而生。榕乃易生之木，枝叶下垂，即生根作本，树极大，多生于海山中，子附于桑，则为桑上寄生。盖感桑之精气，其功力一本于桑。寇宗奭尝官南北，因寄生难觅，而以依附桑上之藤，叶如三角枫者，取之安胎，是亦得桑之精气者也。详见《类辩》。

桑寄生实[①]

气味甘平，无毒。主明目，轻身，通神。

柏子仁

气味甘平，无毒。主治惊悸，益气，除风湿，安五脏。久服令人润泽美色，耳目聪明，不饥不老，轻身延年。柏木处处有之，其实先以太山者为良，今以陕州、宜州、乾州为胜。柏有数种，叶扁而侧生者名侧柏叶，可以入药。其实皆圆柏所生，若侧柏之实，尤为佳妙，但不可多得尔。仁色黄白，其气芬香，最多脂液。万木皆向阳，柏独

---

① 桑寄生实：原作"寄生实"，据目录改。

西顾，故字从白，白者西方也。《埤雅》云：柏之指西，犹针之指南也。寇宗奭曰：予官陕西，登高望柏千万株，皆一一西指。

《崇原》 柏叶经冬不凋，禀太阳之水气也。仁黄臭香，禀太阴之土气也。水精上资，故治心肾不交之惊悸。土气内充，故益气，除风湿。[批]《百种录》于《本经》风湿下多一"痹"字。注云：柏得秋金之令，燥湿平肝，柏之性不假灌溉而能寿。夫治惊悸，益气，除风湿，则五脏皆和，故安五脏也。仁多脂液，久服则令人润泽而美色，且耳目聪明，五脏安和，津液濡灌，故不饥不老，轻身延年。

《百种录》 柏得天地坚刚之性以生，不与物变迁，经冬弥翠，故能宁心神，敛心气，而不为游火邪风所侵克也。

人之生理谓之仁，仁藏于心，物之生机在于实，故实亦谓之仁。凡草木之仁，皆能养心气，以类相从也。[批]仁者人也，故孙思邈《千金方》凡草木之仁俱作人。

侧柏叶

气味苦微温，无毒。主治吐血，衄血，痢血，崩中赤白，轻身益气，令人耐寒暑，去湿痹，生肌。《别录》。附。

《崇原》 凡草木耐岁寒，冬不落叶者，阴中有阳也。冬令主太阳寒水，而水腑属太阳，水脏属少阴。柏叶禀寒水之气而太阳为标，禀少阴之气而君火为本，故气味苦微温。主治吐血、衄血、痢血、崩中赤白者，得水阴之气而资养其血液也。轻身益气令人耐寒暑，去湿痹生肌者，得太阳之标、少阴之本而补益其阳气也。柏子仁气味甘平，故禀太阳寒水，而兼得太阴之土气；侧柏叶气味苦微温，故禀太阳寒水，而兼得少阴之君火。

叶实所以不同者如此。

松脂

气味苦甘温，无毒。主治痈疽，恶疮，头疡白秃，疥瘙风气，安五脏，除热。久服轻身不老延年。松木之脂，俗名松香，处处山中有之。其木修耸多节，其皮粗厚有鳞，其叶有两鬣五鬣七鬣，其花蕊为松黄，结实状如猪心。木之余气结为茯苓，松脂入土年深化成琥珀，其脂以通明如熏陆香颗者为胜，乃服食辟谷之品，神仙不老之妙药也。熬化滤过即为沥青。[批]孙思邈《千金方》内有制服松脂法。注中服食辟谷等语，亦出《千金》，非《本经》原注。

《崇原》 松脂生于松木之中，禀木质而有火土金水之用。气味苦温，得火气也。得火气，故治肌肉之痈，经脉之疽，以及阴寒之恶疮。入土成珀，坚洁如金，裕金气也。裕金气，故治头疡白秃，以及疥瘙之风气。色黄臭香，味苦而甘，备土气也，备土气故安五脏。木耐岁寒，经冬不凋，具水气也，具水气故除热。久服则五运全精，故轻身不老延年。

松节

气味苦温，无毒。主治百邪，久风，风虚脚痹，疼痛。酿酒，主脚软骨节风。《别录》。附。

松花

别名松黄，气味甘温，无毒。主润心肺，益气，除风，止血，亦可酿酒。《本草纲目》。附。

茯苓

气味甘平，无毒。主治胸胁逆气，忧恚惊邪恐悸，心下结痛，寒热烦满欬逆，口焦舌干，利小便。久服安魂养神，不饥延年。茯苓，生大山古松根下。有赤、白二种，下有茯苓则上有灵气如丝之状，山中人亦时见之。《史记·龟策传》作茯灵，谓松之神灵伏结而成。小者如拳，大者如斗，外皮皱黑，内质光白，以坚实而大者为佳。

《崇原》 茯苓本松木之精华，借土气以结成，故气味甘平，有土位中央枢机旋转之功。禀木气而枢转，则胸胁之逆气可治也。禀土气而安五脏，则忧恚惊恐悸之邪可平也。里气不和，则心下结痛；表气不和，则为寒为热。气郁于上，上而不下，则烦满欬逆，口焦舌干。气逆于下，交通不表，则小便不利。茯苓位于中土，灵气上荟，主内外旋转，上下交通，故皆治之。久服安肝藏之魂，以养心藏之神，木生火也。不饥延年，土气盛也。[批] 一药物也，散为《论》《略》各方之证治，茯苓之见于各方者无多，配合而出入加减，动中机宜，其源头实在《本经》。茯苓如是，他药亦无不如是。

《经读》 茯苓气平入肺，味甘入脾，肺能通调，脾能转输，其功皆在于利小便一语。胸为肺之部位，胁为肝之部位，其气上逆，则忧恚惊邪恐悸七情之用，因而弗调。心下为太阳之部位，水邪停留则结痛，水气不化则烦满，凌于太阴则欬逆，客于营卫则发热恶寒，内有宿饮则津液不升，为口焦舌干，唯得小便一利，则水行而气化，诸疾俱愈矣。久服安魂养神，不饥延年者，以肺金为天，脾土为地，位一身之天地，而明其上下交和之效也。[批]茯苓固利小便，但气味甘平，则主治应从胸胁说下，以见气化水行，小便自利，而先圣立言之次第亦明矣。倘如《经读》所言，人将谓小便一利，即无余事，举凡利水之药，不问何证，纷纷掺入，流弊转多。此修园过求浅易之失也，所以立言须体经。

赤茯苓

主破结气（《药性本草》），泻心、小肠、膀胱湿热，利窍行水。《本草纲目》。附。

茯神

气味甘平，无毒。主辟不祥，疗风眩，风虚，五劳，口干，止惊悸，多恚怒，善忘，开心益智，安魂魄，养精神。《别录》。附。离松根而生者为茯苓，抱松根而生者为茯神，虽分二种，总以茯苓为胜。

茯苓皮

主治水肿肤胀，利水道，开腠理。《本草纲目》。附。

神木

主治偏风，口面㖞斜，毒风，筋挛不语，心神惊掣，虚而健忘。《药性本草》。附。即茯神心内木也，又名黄松节。愚谓：茯苓皮、茯神木，后人收用，各有主治，然皆糟粕之药，并无精华之气，不堪列于

63

上品，只因茯苓而类载于此。

蔓荆子

气味苦微寒，无毒。主治筋骨间寒热湿痹拘挛，明目坚齿，利九窍，去白虫。久服轻身耐老，小荆实亦等。蔓荆生于水滨，苗高丈余，其茎小弱如蔓，故名蔓荆。春叶夏茂，六月有花，淡红色，九月成实，黑斑色，大如梧子而轻虚。一种木本者，其枝茎坚劲，作科不作蔓，名牡荆，结实如麻子大，又名小荆实。

《崇原》 蔓荆多生水滨，其子色黑，气味苦寒，禀太阳寒水之气化，盖太阳本寒标热，少阴本热标寒。主治筋骨间寒热者，太阳主筋病，少阴主骨病，治太阳少阴之寒热也。湿痹拘挛，湿伤筋骨也。益水之精，故明目；补骨之余，故坚齿。九窍为水注之气，水精充足故利九窍。虫乃阴类，太阳有标阳之气，故去白虫。久服则筋骨强健，故轻身耐老。小荆实亦等，言蔓荆之外，更有一种小荆，其实与蔓荆之实功力相等，可合一而并用也。[批] 蔓荆清太阳、少阴标本之气，搜风非其专长，方书多误解。

小荆实

气味苦温，无毒。主除骨间寒热，通利胃气，止欬逆下气。《别录》。附。

槐实

气味苦寒，无毒。主治五内邪气热，止涎唾，补绝伤，火疮，妇人乳瘕，子脏急痛。槐始出河南平泽，今处处有之。有数种：叶大而黑者名怀槐；昼合夜开者，名守宫；槐叶细而青绿者，但谓之槐。槐之生也，季春五日而兔目，十日而鼠耳，更旬日而始规，再旬日叶成。四五月间开黄花，六七月间结实作荚，连珠中有黑子，以子连多者为妙。其木材坚重，有青、黄、白、黑色。《周礼》：冬取槐、檀之火。《淮南子》云：老槐生火。《天元主物簿》云：老槐生丹，槐之神异如此。其花未开时炒过，煎水染黄甚鲜。陈藏器曰：子上房七月收之可染皂，近时用槐花染绿。

《崇原》 槐生中原平泽，花黄子黑，气味苦寒，木质有青、黄、白、黑色，老则生火生丹，备五运之全精，故主治五内邪气之热。五脏在内，故曰五内。邪气热，因邪气而病热也。肺气不能四布其水精，则涎唾上涌，槐实能止之。肝血不能渗灌于络脉，则经脉绝伤，槐实能补之。心火内盛，则为火疮，脾土不和，则为乳瘕。肾气内逆，则子脏急痛。槐禀五运之气，故治肺病之涎唾，肝病之绝伤，心病之火疮，脾病之乳瘕，肾病之急痛。而为五内邪气之热者如此。

槐花

气味苦平，无毒。主治五痔，心痛，眼赤，杀腹脏虫，及皮肤风热，肠风，泻血，赤白痢。《日华本草》。附。

槐枝

气味苦平，无毒。主治洗疮，及阴囊下湿痒。八月断大枝，候生嫩蘖，煮汁酿酒，疗大风痿痹甚效。《别录》。附。

槐叶

气味苦平，无毒。主治煎汤治小儿惊痫壮热、疥癣及疔肿，皮茎同用。《日华本草》。附。

槐胶

气味苦寒，无毒。主治一切风化涎痰，清肝脏风，筋脉抽掣，及急风口噤。《嘉祐本草》。附。

[批] 闲散之品，用之得当，均可图功。《崇原》依类附入，俾学者无见少之虞，亦无太多之累。

干漆

气味辛温，无毒。主治绝伤，补中续筋骨，填髓脑，安五脏，五缓六急，风寒湿痹。生漆去长虫。久服轻身耐老。漆树始出汉中山谷，今梁州、益州、广东、金州、歙州、睦州皆有。树高二三丈，干如柿，叶如椿，花如槐，实如牛奈子。木心色黄，六七月刻取滋汁，或以斧凿取干漆。不假日曝乃自然干者，状如蜂房，孔孔间隔者为佳。

《崇原》 漆木生于西北，凿取滋汁而为漆，日曝则反润，阴湿则易干。如人胃腑水谷所化之津液，奉心则化赤为血，即日曝反润之义也。入肾脏则凝结为精，即阴湿易干之义也。干漆气味辛温，先白后赤，生干则黑，禀阳明金精之质，而上奉于心，以资经脉，下交于肾，以凝精髓之药也。主治绝伤，资经脉也。补中，阳明居中土也。续筋骨者，治绝伤，则筋骨亦可续也。填髓脑者，凝精髓也，阳明水谷之精，滋灌五脏，故安五脏。弛纵曰缓，拘掣曰急，皆不和之意。五脏不和而弛纵，是为五缓；六腑不和而拘掣，是为六急。五缓六急乃风寒湿之痹证，故曰风寒湿痹也。《素问·痹论》云：五脏皆有外合，六腑亦各有俞，皮肌脉筋骨之痹，各以其时，重感于风寒湿之气，则内舍五脏。五脏之痹，犹五缓也。风寒湿气中其俞，而食饮应之，循俞而入，各舍其腑，六腑之痹，犹六急也。是五缓六急，乃风寒湿痹也。生漆色白属金，金能制风，故生漆去长虫。久服，则中土之精四布运行，故轻身耐老。

仲氏曰：经方大黄䗪虫丸有干漆一两。朱丹溪以为性急飞补，用之中节，积滞去后，补性内存。王晋三以为性急内审，破脾胃关节之瘀血。二说从经方设想出来，尚非定解。学者欲识经方，须求《本经》，欲通《本经》，须读《崇原》。如干漆日曝阴湿一段明文，读之便得真际。不然，药性幽隐，皆干漆类也。某书道长，某书道短，长短各创臆说，将何所适从乎。

黄连

气味苦寒，无毒。主治热气，目痛眦伤泣出，明目，肠澼，腹痛下痢，妇人阴中肿痛。久服令人不忘。黄连始出巫阳山谷，及蜀郡太山之阳，今以雅州者为胜。苗高尺许，似茶丛生，一茎三叶，凌冬不凋，四月开花黄色，六月结实如芹子，色亦黄，根如连珠，形如鸡距，外刺内空。

《崇原》 黄连生于西蜀，味苦气寒，禀少阴水阴之精气。主治热气者，水滋其火，阴济其阳也。少阴上火而下水，黄连味火而气水。［批］黄连之形、色、气、味，即《内经》所云天一生水，地六成之，地二生火，天七成之也。第理蕴艰深，非必讲求到此。目痛眦伤泣出，火热上炎于目也，得黄连之苦寒以治之，则水火既济，火热自平，故又曰明目也。肠澼者，热淫于内，薄为肠澼，此热伤阴分也。腹痛下痢者，风寒暑湿之邪伤其经脉，不能从肌腠而外出，则下行肠胃，致有腹痛下痢之证。黄连泻火热而养阴，故治肠澼腹痛下痢。妇人阴中肿痛者，心火协相火而交炽也，黄连苦寒，内清火热，故治妇人阴中肿痛。久服令人不忘者，水精上滋，泻心火而养神，故不忘也。

大凡苦寒之药，多在中品、下品，惟黄连阴中有阳，能济君火而养神，故列于上品。少阴主水，而君火在上，故冬不落叶。

凡物性有寒、热、温、清、燥、润及五色、五味，五色、五味以应五运，寒、热、温、清、燥、润以应六气。是以上古司岁备物，如少阴君火、少阳相火司岁，则备温热之药；太阳寒水司岁，则备阴寒之药；厥阴风木司岁，则备清凉之药；太阴湿土司岁，则备甘润之药；阳明燥金司岁，则备辛燥之药。岐伯曰：司岁备物，得天地之专精，非司岁备物，则气散也。后世不能效上古之预备，因加炮制，以助其力。如黄连水浸，附子火炮，即助寒水君火之义。后人不体经义，反以火炒黄连，尿煮附子，寒者热之，热者寒之，是制也，非制也。譬之鹰犬之力，在于爪牙，今束其爪，缚其牙，亦何贵乎鹰犬哉！

《经读》 黄连气寒，禀天冬寒之水气，入足少阴肾；味苦无毒，得地南方之火味，入手少阴心。气水而味火，一物同具，故能除水火狂乱，而为湿热之病。其云主热气者，除一切气分之热也。目痛眦伤泪出不明，皆湿热在上之病；肠澼腹痛下痢，皆湿热在中之病；妇人阴中肿痛，为湿热在下之病。黄连除湿热，所以主之。久服令人不忘者，苦入心即能补心也。然苦为火之本味，以其味之苦而补之，而寒能胜火，即以其气之寒而泻之。千古唯仲景得《本经》之秘。《金匮》治心气不足而吐血者，取之以补心；《伤寒》寒热互结心下而痞满者，取之以泻心。厥阴之热气撞心者，合以乌梅，下利后重者，合以白头翁等法。[批]《崇原》但释黄连主治，《经读》欲明仲景方法，故详略互异，学者均须会通，虽然有药斯有方，方是后一层工夫，不可躐等，先通消息而已。真信而好古之圣人也。[批]信而好古所以超凡入圣。

仲氏曰：《崇原》因药述证，全用圣经，熟极而流，非潜心数十年不辨也。学者得阅其书，何幸焉。至黄连苦寒泻火，人人知之，然必病源之同异，神气之游行，体认无讹，方可言用。既有《崇原》开示，又得《经读》指陈，而犹畏难求易，是弃材也。医道虽小，岂容旁窜。又曰：《素问》云，时有常位，而气无必然。程子亦云：司天之说不可信，除是尧舜之世，五风十雨始验。然则《天元纪》等篇，不过借司天以明运气之所在而调剂之耳。古昔盛时，道隆化洽，气亦顺序，惟运有太过不及。故曰：必先岁气，毋伐天和。岁气者，岁运也。若六气，则后世或以时至，或不以时至，而司天乃不足凭矣。又曰：虽然五运居中，六气环转，运气原不少离。病也，药也，皆运气中事，使因司天不足凭，遂疑运气不足凭，是举一而废百也，乌乎可！

蒲黄

气味甘平，无毒。主治心腹膀胱寒热，利小便，止血，消瘀血。久服轻身，益气力，延年神仙。蒲，香蒲，水草也。蒲黄乃香蒲花中之蕊屑，细若金粉。今药肆或以松花伪充，宜辨之。始出河东池泽，今处处有之，以秦州者为胜。春初生嫩叶，出水红白色，茸茸然，至夏抽梗，于丛叶中花抱梗端，如武士棒杵，故俚俗谓之蒲槌。

《崇原》 香蒲生于水中，色黄味甘，禀水土之专精而调和其气血。主治心腹膀胱寒热、利小便者，禀土气之专精，通调水道，则心腹膀胱之寒热俱从小便出，而气机调和矣。止血、消瘀血者，禀水气之专精，生其肝木，则止新血，消瘀血，而血脉调和矣。久服则水气充足，土气有余，故轻身，益气力，延年神仙。

仲氏曰：天以阴阳五行，化生万物，气以成形，皆可验其性之所近，但性有美恶，古人复尝气味，以辨其有毒无毒，可否久服，非谓气味可该全体也。修园仿《经解》入手法，仅凭气味，欲伸其说，借题发挥，难免矫枉过正。不然，蒲黄气味甘平，入脾耶？入肺耶？有才辩者尽说得圆。惟隐庵必从源头说起，不泥气味，亦不脱气味，依次解去，体用显然，非见道之深者，乌足以语此。

菊花

气味苦平，无毒。主治诸风头眩肿痛，目欲脱、泪出，皮肤死肌，恶风湿痹。久服利血气，轻身耐老延年。菊花，处处有之，以南阳菊潭者为佳。菊之种类不一，培植而花球大者只供玩赏，生于山野、田泽开花不起楼子，色只黄、白二种，名茶菊者方可入药，以味甘者为胜。古云：甘菊延龄，苦菊泄人，不可不辨。

《本经》气味主治，概茎叶花实而言，今时只用花矣。

《崇原》 菊花，《本经》名节华，以其应重阳节候而华也。

《月令》云：九月，菊有黄花。茎叶味苦，花味兼甘，色有黄白，禀阳明秋金之气化。[批]菊为花类，称节华，曰菊花令人易知，非去茎叶之谓也。《经读》加"甘"字于其上，则专指花矣，便与《本经》不合。主治诸风头眩肿痛，禀金气而制风也。目欲脱、泪出，言风火上淫于目，痛极欲脱而泪出。菊禀秋金清肃之气，能治风木之火热也。皮肤死肌，恶风湿痹，言感恶风湿邪而成风湿之痹证，则为皮肤死肌。菊禀金气而治皮肤之风，兼得阳明土气而治肌肉之湿也。周身血气生于阳明胃腑，故久服利血气轻身，血气利而轻身，则耐老延年。

《百种录》 凡芳香之物，皆能治头目肌表之疾。但香则无不辛燥者，惟菊得天地秋金清肃之气而不甚燥烈，故于头目风火之疾尤宜焉。

茵陈蒿

气味苦平微寒，无毒。主治风湿寒热邪气，热结黄疸。久服轻身益气耐老，面白悦，长年。白兔食之仙。茵陈蒿，始出太山及丘陵坡岸上，今处处有之，不若太山者佳。苗似蓬蒿，其叶紧细，臭香如艾，秋后茎枯，经冬不死，至春旧根而复生，故名茵陈。一种开花结实者，名铃儿茵陈；无花实者，名毛茵陈。入药以无花实者为胜。

《崇原》 经云：春三月，此为发陈。茵陈因旧苗而春生，盖因冬令水寒之气，而具阳春生发之机。主治风湿寒热邪气，得生阳之气，则外邪自散也。热结黄疸，得水寒之气，则内热自除也。久服则生阳上升，故轻身益气耐老。因陈而生新，故面白悦，长年。兔乃纯阴之物，喜食阳春之气，故白兔食之而仙。

仲氏曰：茵陈列上品，可久服。上品一百二十五种，各有所主。故久服各有所验，或单用，或配味，或作汤液，或入丸散，服之或以年月计，或以旬日计，皆久也。若伤寒六气相感，须克期奏效，一二剂中病即止，何久之可言。

天名精

气味甘寒，无毒。主治瘀血血瘕欲死，下血止血，利小便。久服轻身耐老。天名精，合根苗花实而言也，根名土牛膝，苗名活鹿，草实名鹤虱。所以名活鹿者，《异苑》云：宋元嘉中，青州刘幡射一鹿，剖五脏，以此草塞之，蹶然而起，幡怪而拔草便倒，如此三度。幡因密录此草种之，治折伤，愈多人，因以名之。始出平原川泽，今江湖间皆有之，路旁阴湿处甚多。春生苗，高二三尺，叶如紫苏叶而尖长，七月开黄白花，如小野菊，结实如茼蒿子。最粘人衣，狐气尤甚，炒熟则香，因名鹤虱，俗名鬼虱。其根黄白色，如牛膝而稍短，故名土牛膝。

《崇原》　鹿乃纯阳之兽，得此天名精而复活，盖禀水天之气而多阴精，故能治纯阳之鹿。主治瘀血血瘕欲死，得水天之精气，阴中有阳，阳中有阴，故瘀久成瘕之积血，至欲死而可治，亦死而能生之义也。又曰下血止血者，申明所以能治瘀血血瘕欲死，以其能下积血，而复止新血也。水精之气，上合于天，则小便自利。久服则精气足，故轻身耐老。

仲氏曰：各本草谓天名精治乳蛾喉痹，小儿急慢，服汁吐疟痰似矣，然病有病因，药有药性，二者无他，亦以圣经为本而已，知本则疑似之交，可以立辨。否则乳蛾等患，其病因偶合天名精，只算侥幸，设差一黍，弊即随之，若侣山堂各种书籍，皆教人务本也。本立而道生，故无弊。

鹤虱

气味苦辛，有小毒。主治蛔、蛲虫。《唐本草》。附。

《崇原》 鹤虱得天日之精气在上，故主杀阴类之蛔蛲。

土牛膝

又名杜牛膝，气味苦寒。主治吐血，牙疼，咽喉肿塞，诸骨哽咽。《新增》。附。

《崇原》 天者，阳也，下通水精，水者，阴也。阴柔在下，故根名土牛膝；阳刚在上，故苗名活鹿，子名鹤虱。于命名之中，便有阴阳之义。

石龙刍

气味苦微寒，无毒。主治心腹邪气，小便不利淋闭，风湿，鬼疰，恶毒。久服补虚羸，轻身，耳目聪明，延年。石龙刍，一名龙须草，近道水石处皆有之，生于缙云者佳，故又名缙云草。苗丛生直上，并无枝叶，状如棕心草，夏月茎端作小穗，开花结细实赤色，吴人多栽莳之以织席。

《崇原》 石龙刍气味苦寒，生于水石间，得少阴水精之气化，故以龙名，又龙能行泄其水精也。主治心腹邪气者，少阴水精之气，上交于心，则心腹之邪气可治也。小便不利淋闭者，热邪下注而病淋，浊气不下化而仍闭结，皆为小便不利。龙刍能启水精之气，上交于心，上下相交，小便自利矣。又少阴神气外浮，则风湿去，少阴神气内藏则鬼疰除。又曰：恶毒者，言鬼疰之病，皆恶毒所为，非痈毒也。久服则水火相济，故能补虚羸而轻身，精神充足，故耳目聪明而延年。

车前子

气味甘寒，无毒。主治气癃止痛，利水道、小便，除湿痹。久服轻身耐老。车前，《本经》名当道，《诗》名芣苢，好生道旁及牛马足迹中，故有车前、当道及牛遗、马舄之名，江湖、淮甸处处有之。春生苗叶，布地中抽数茎，作穗如鼠尾，花极细密，青色微赤，结实如葶苈子，赤黑色。

《崇原》 乾坤皆有动静。夫坤，其静也翕，其动也辟。[批]坤之德性，象牝马柔顺而健行，车前似之。车前好生道旁，虽牛马践踏不死，盖得土气之用，动而不静者也。气癃，膀胱之气癃闭也，气癃则痛，痛则水道不利。车前得土气之用，土气行，则水道亦行而不癃，不癃则不痛，而小便长矣。土气行则湿邪散，湿邪散则湿痹自除矣。久服土气升而水气布，故轻身耐老。[批]震坤合德。

《神仙服食经》云：车前，雷之精也，震为雷，为长男。《诗》言采采芣苢，亦欲妊娠而生男也。

冬葵子

气味甘寒滑，无毒。主治五脏六腑寒热，羸瘦，五癃，利小便。久服坚骨，长肌肉，轻身延年。葵菜，处处有之，以八九月种者，覆养过冬，至春作子，谓之冬葵子。如不覆养，正月复种者谓之春葵。三月始种，五月开红紫花者谓之蜀葵，八九月开黄花者谓之秋葵，葵种不一。此外，尚有锦葵、黄葵、终葵、菟葵之名，花具五色及间色，更有浅深之不同。

《崇原》 葵花开五色，四季长生，得生长化收藏之五气，故治五脏六腑之寒热羸瘦。冬葵子覆养过冬，气味甘寒而滑，故治五癃。夫膀胱不利为癃，五为土数，土不运行则水道闭塞，故曰五癃。治五癃，则小便自利。久服坚骨，得少阴之气也。长肌肉，得太阴之气也。坚骨长肌，故轻身延年。

仲氏曰：葵性寒滑，似非孕妇所宜，何以《金匮》治妊娠水气，用葵子茯苓散。修园曰：有病则病当之也。《千金》以参、术等味，驾驭其间，愈觉平妥。

地肤子

气味苦寒，无毒。主治膀胱热，利小便，补中，益精气。久服耳目聪明，轻身耐老。地肤子，多生平泽、田野，根作丛生，每窠有二三十茎，七月间开黄花，结子青白，晒干则黑，似初眠蚕沙之状。

《崇原》 地肤子气味苦寒，禀太阳寒水之气化，故主治膀胱之热而利小便。膀胱位居胞中，故补中而益水精之气。久服则津液滋灌，故耳目聪明，轻身耐老。

虞抟《医学正传》云：抟兄年七十，秋间患淋二十余日，百方不效，后得一方，取地肤草捣自然汁服之遂通。至贱之物，有回生之功如此，是苗叶亦有功也。

仲氏曰：《本经》自天名精至地肤子共五味，皆利小便，而用有不同者，以物所得之运气，及人所值之运气使然也。盖天以六气生化五运，五运生化六气，总名五行。物得其偏，而人得其全，过则病，不及亦病。即如小便不利，各有所自，凡利小便之药，亦各有所归。此非运气为之，谁为为之？

决明子

气味咸平，无毒。主治青盲，目淫，肤赤，白膜，眼赤，泪出。久服益精光，轻身。决明子，处处有之，初夏生苗，茎高三四尺，叶如苜蓿，本小末大，昼开夜合，秋开淡黄花，五出，结角如细豇豆，长二三寸，角中子数十粒，色青绿而光亮，状如马蹄，故名马蹄决明。又别有草决明，乃青葙子也。

《崇原》 目者，肝之窍。决明气味咸平，叶司开阖，子色紫黑而光亮，禀太阳寒水之气，而生厥阴之肝木，故主治青盲，目淫，肤赤。青盲则生白膜，肤赤乃眼肤之赤，目淫则多泪，故又曰白膜、眼赤、泪出也。久服则水精充溢，故益精光，轻身。

茺蔚子

气味辛甘微温，无毒。主明目，益精，除水气，久服轻身。茺蔚，《本经》名益母，又名益明，《尔雅》名蓷。今处处有之，近水湿处甚繁。春生苗如嫩蒿，入夏长三四尺，其茎方，其叶如艾，节节生穗，充盛蔚密，故名茺蔚。五月采穗，九月采子，每萼内有细子四粒，色黑褐。

《崇原》 茺蔚茎叶甘寒，子辛温。《本经》辛甘微温，概苗实而言也。茎方子黑，喜生湿地，禀水土之气化，明目益精，得水气也。除水气，土气盛也。久服则精气充蔚，故轻身。

茺蔚茎叶花穗

气味甘寒，微苦辛。主治隐疹，可作浴汤。

《崇原》《诗》言中谷有蓷，暵其干矣！益母草得水湿之精，能耐旱暵，滋养皮肤，故主治隐疹，可作汤浴。

茺蔚子明目益精而补肾，复除水气以健脾，故有茺蔚之名。益母草清热而解毒，凉血以安胎，故有益母之名。

修园《女科要旨》《本经》茺蔚子主治，无一字言及妇人经产之病。其云微温者，得春木之气也；味辛者，得秋金之味也。木有制则其性和，性和则有轻身之效，经所谓风能生物是也。其云明目者，以肝开窍于目也。其云益精者，以精生于饮食之菁华，先散于肝，而后藏之于肾也。叶主隐疹痒者，以洗浴能去肌表之风也。凡产后微微发热，是外感微风，此物甚为对症。若重症则不足恃，况症重药轻，病将日深，终至败坏而莫挽。今人奉为女科专药，贻误滋多，且其独具之长反掩矣。

仲氏曰：益母草主治在风，何《本经》独无"风"字？然玩《本经》原文，及《崇原》清热凉血等解，则修园就风立论，正非节外生枝，以视他书之杂收众说，漫无折衷者，真不可同日语。

丹砂

气味甘微寒，无毒。主治身体五脏百病，养精神，安魂魄，益气明目，杀精魅邪恶鬼。久服通神明，不老。能化为汞。丹砂，又名朱砂。始出涪州山谷，今辰州、锦州及云南、波斯、蛮獠洞中石穴内皆有，而以辰州者为胜，故又名辰砂。大者如芙蓉花，小者如箭镞，碎之作墙壁，光明可鉴。成层可折，研之鲜红，斯为上品。细小者为米砂，淘土石中得者为土砂，又名阴砂，皆为下品。苏恭曰：形虽大而杂土石，又不若细而明净者佳。

《崇原》 水银出于丹砂之中，精气内藏，水之精也，色赤体坚，象合离明，火之精也。气味甘寒，生于土石之中，乃资中土而得水火之精。主治身体五脏百病者，五脏之气内归，坤土外合周身，丹砂从中土而达五脏之气出于身体，则百病咸除。养精神者，养肾脏之精，心脏之神，而上下水火相交矣。安魂魄者，安肝脏之魂，肺脏之魄，而内外气血调和矣。调和其气，故益气；调和其血，故明目。上下水火相交，则精魅之怪、邪恶之鬼自消杀矣。久服则灵气充盛，故神明不老。内丹可成，故能化为汞。[批] 全以《内经》精义阐发《本经》主治，语虽简约，而丹砂已无遁情，历来注家、作家皆梦想不到。

《经读》 丹砂气微寒入肾，味甘无毒入脾，色赤入心。主身体五脏百病者，言和平之药，凡身体五脏百病，皆可用而无顾忌也。[批] 此下云云，凡聪明善悟之士，尽能解到，而说来或嫌疏略，或太絮烦，反令人不了了，惟此解明快，一阅了然。心者，生之本，神之居也；肾者，气之源，精之处也。心肾交，则精神交养。随神往来者谓之魂，并精出入者谓之魄，精神交养，则魂魄自安。气者，得之先天，全赖后天之谷气而昌，丹砂味甘补脾，所以益气。明目者，以石药凝金之气，金能鉴物，赤色得火之象，火能烛物也。杀精魅邪恶鬼者，具天地纯阳之正色，阳能胜阴，正能胜邪也。久服通神明不老者，明其水升火降之效也。

仲氏曰：丹砂必须先论出处，次体与色，次气与味。《经读》

以气味为《本经》字眼，故入手先论气味，而丹砂之体与色，不过就主治分贴其间，则非解经恒法矣。然语意何尝不是见深见浅，足与《崇原》互相发明。

云母

气味甘平，无毒。主治身皮死肌，中风寒热，如在车船上，除邪气，安五脏，益子精，明目。久服轻身延年。云母，出太山山谷，齐山、庐山及琅琊、北定山石间，今兖州云梦山及江州、淳州、杭越间，亦有生土石间。作片成层可析，明滑光白者为上。候云气所出之处，于下掘取即获，但掘时忌作声。此石乃云之根，故名云母，而云母之根则阳起石也。

《崇原》 今时用阳起石者有之，用云母者甚鲜，故但存《本经》原文，不加诠释。后凡存《本经》而不诠释者，义俱仿此。

仲氏曰：云母能蒸地气，升而为云。按《金匮》蜀漆散治牡疟，内用云母，虽此处不加诠释，而所主已可会通矣。

赤石脂

气味甘平，无毒。主治黄疸，泄痢，肠澼脓血，阴蚀，下血赤白，邪气痈肿疽痔，恶疮，头疡疥瘙。久服补髓益气，肥健不饥，轻身延年。五色石脂，各随五色补五脏。《本经》概言五色石脂，今时只用赤白二脂。赤白二脂，赤中有白，白中有赤，总名赤石脂，不必如《别录》分为二也。始出南山之阳及延州、潞州、吴郡山谷中，今四方皆有。此石中之脂，如骨之髓，故揭石取之，以理腻粘舌缀唇者为佳。

《崇原》 石脂乃石中之脂，为少阴肾脏之药。又色赤象心，甘平属土。主治黄疸，泄痢，肠澼脓血者，脾土留湿，则外疸黄而内泄痢，甚则肠澼脓血，石脂甘平，得太阴之土气，故可治也。阴蚀下血赤白，邪气痈肿疽痔者，少阴脏寒，不得君火之阳热以相济，致阴蚀而为下血赤白，邪气痈肿而为疽痔，石脂色赤，得少阴之火气，故可治也。恶疮头疡疥瘙者，少阴火热不得肾脏之水气以相滋，致火热上炎，而为恶疮之头疡疥瘙，石脂生于石中，得少阴水精之气，故可治也。久服则脂液内生，气血充盛，故补髓益气、补髓助精也，益气助神也。精神交会于中土，则肥健不饥，而轻身延年。《本经》概言五色石脂，故曰各随五色补五脏。［批］病气入脏，法在不治，所以五脏有药可补，无邪可攻。

《经读》 赤石脂，气平禀金气，味甘得土味，手足太阴药也。太阴湿胜，在皮肤则为黄疸，在肠胃则为泄痢，甚则为肠澼脓血，下注于前阴则为阴蚀，并见赤白浊带下，注于后阴则为下血，皆湿邪之气为害也。石脂具湿土之质，而有燥金之用，所以主之。

仲氏曰：石脂气味甘平，时书则曰甘温酸涩，入手便错。此犹过之小者也。至每味必踵前人陋习，以相须、相使、相宜及畏某、恶某、反某等语作收，则满腔子全是俗见矣。虽有《本经》，实同废物。致令旁门外道，无所顾忌，敢侮圣言，非若辈启之乎！此之谓妖由人兴。又曰：令韶曰，石脂为山之血脉凝结而成，能治阴络之伤，经脉之病。阴络，脾络也；经脉，少阴经脉也。又曰：《经读》凡遇气平之品，必曰入肺，而石脂但云禀金气，便借燥金以明其用，所谓执中央以运四旁也。独是《伤寒论》桃花汤仅三味，石脂分两最重，列在少阴篇。《经读》燥金云云，犹不免顾此失彼耳。

滑石

气味甘寒，无毒。主治身热泄澼，女子乳难，癃闭，利小便，荡胃中积聚寒热，益精气。久服轻身，耐饥，长年。滑石，一名液石，又名膋石，始出赭阳山谷及太山之阴，或掖北白山，或卷山，今湘州、永州、始安岭南近道诸处皆有。初取柔软，久渐坚硬，白如凝脂，滑而且腻者佳。[批]质性滑腻，故名滑石。

《崇原》 滑石味甘属土，气寒属水，色白属金。主治身热泄澼者，禀水气而清外内之热也。热在外则身热，热在内则泄澼也。女子乳难者，禀金气而生中焦之汁，乳生中焦，亦水类也。治癃闭，禀土气而化水道之出也，利小便，所以治癃闭。荡胃中积聚寒热，所以治身热泄澼；益精气，所以治乳难。久服则土生金，而金生水，故轻身，耐饥，长年。[批]自利小便起，无非结上文以清本位。

《经读》 滑石气寒，得寒水之气入手足太阳；味甘入足太阴；且其色白，兼入手太阴。所主诸病，皆清热利水之功也。益精延年，言其性之正，不比他种石药偏之为害也。读者勿泥。

硝石

[批]自硝石至石胆共四味，《本经》皆以炼服为养生，即古人炼石补天之意。

气味苦寒，无毒。主治五脏积热，胃胀闭，涤去蓄结饮食，推陈致新，除邪气。炼之如膏，久服轻身。硝石，又名火硝，又名焰硝，丹炉家用制五金八石，银工用化金银，军中用作烽燧火药，得火即焰起，故有火硝、焰硝之名。始出益州山谷及武都、陇西、西羌，今河北庆阳、蜀中皆有。乃地霜也。冬间遍地生如白霜，扫取以水淋汁煎炼而成，状如朴硝，又名生硝，再煎提过，或有锋芒如芒硝，或有圭棱如马牙硝，故硝石亦有芒硝、牙硝之名，与朴硝之芒、牙同称，然水火之性则异也。

《崇原》 硝石乃冬时地上所生白霜，气味苦寒，禀少阴、太阳之气化。盖少阴属冬令之水，太阳主六气之终。遇火能焰者，少阴上有君火，太阳外有标阳也。主治五脏积热、胃胀闭者，言积热在脏，致胃腑之气胀闭不通，硝石禀水寒之气而治脏热，具火焰之性而消胃胀也。涤去蓄结饮食，则胃腑之胀闭自除。推陈致新，除邪气，则五脏之积热自散。炼之如膏，得阴精之体，故久服轻身。

硝石、朴硝皆味咸性寒，《本经》皆言苦寒，初时则咸极而苦，提过则转苦为咸矣。

仲氏曰：物理从运气看出，斯难明者亦明，如硝石遇火能焰，俗解必曰大热属火，破冷积无疑矣。夫药性不知，病根不识，用或失当，委咎于药，是予药以不白之冤也。按《金匮》治女劳有硝石矾石散，治黄疸有大黄硝石汤，二方之取用硝石，《本经》导之，《崇原》得之，学者能读《崇原》，自不为俗解所蔽。

朴硝

气味苦寒，无毒。主治百病，除寒热邪气，逐六腑积聚，结固留癖。能化七十二种石。炼饵服之，轻身神仙。朴硝，始出益州山谷有咸水之阳，今西蜀、青齐、河东、河北皆有，生于斥卤之地。土人刮扫煎汁，经宿结成，再煎提净，则结成白硝，如冰如蜡。齐卫之硝，底多而面上生细芒如锋，所谓芒硝是也。川晋之硝，底少而面上生牙如圭角，作六棱纵横玲珑，洞彻可爱，所谓马牙硝是也。愚按：雪花六出，玄精石六棱，六数为阴，乃水之成数也。朴硝、硝石皆感地水之气结成，而禀寒水之气化，是以形类相同。但硝石遇火能焰，兼得水中之天气，朴硝只禀地水之精，不得天气，故遇火不焰也。所以不同者如此。有谓冬时采取则为硝石，三时采取则为朴硝；有谓扫取白霜则为硝石，扫取泥汁则为朴硝；有谓出处虽同，近山谷者则为硝石，近海滨者则为朴硝。诸说不同，今并存之，以俟订正。［批］自雪花至如此，《经读》作为正文。

《崇原》 朴硝禀太阳寒水之气化。夫太阳之气，本于水府，外行通体之皮毛，从胸膈而入于中土。主治百病者，外行于通体之皮毛也，外感百病虽多，不越寒热之邪气，除寒热邪气，则外感之百病皆治矣。逐六腑积聚、结固留癖者，从胸膈而入于中土也，太阳之气入于中土，则天气下交于地，凡六腑积聚、结固留癖可逐矣。能化七十二种石者，朴硝味咸，咸能软坚也。天一生水，炼饵服之，得先天之精气，故轻身神仙。

仲氏曰：芒硝是大承气汤君药，时法将硝煎化，同莱菔煮，再同甘草煎，入罐煅炼，以去其寒性，号元明粉，仍当硝用。第寒性既去，硝之力亦缓矣，何以应大承气之急乎。又曰：经方如大承气汤，柴胡加芒硝汤，皆取硝之苦寒，以通地道。然则《崇原》之释药，与经方之用药，息息相关，全在学者一隅三反耳。

矾石

气味酸寒，无毒。主治寒热，泄痢白沃，阴蚀恶疮，目痛，坚骨齿。炼饵服之，轻身不老增年。矾石，始出河西山谷，及陇西、武都、石门，今益州、晋州、青州、慈州、无为州皆有。一名涅石，又名羽涅、羽泽。矾有五种，其色各异，有白矾、黄矾、绿矾、皂矾、绛矾之不同。矾石，白矾也。乃采石敲碎，煎炼而成。洁白光明者为明矾，成块光莹如水晶者为矾精。煎矾之法：采石数百斤，用水煎炼，其水成矾，石之斤数不减，是石中之精气假水而成矾，故有羽涅、羽泽之名。涅、泽，水也。羽，聚也。谓聚水而成也。

《崇原》 矾石以水煎石而成，光亮体重，酸寒而涩，是禀水石之专精，能肃清其秽浊。主治寒热泄痢白沃者，谓或因于寒，或因于热，而为泄痢白沃之证，矾石清涤肠胃，故可治也。阴蚀恶疮者，言阴盛生虫，肌肉如蚀，而为恶疮之证，矾石酸涩杀虫，故可治也。以水煎石，其色光明，其性本寒，故治目痛。以水煎石凝结成矾，其质如石，故坚骨齿。炼而饵服，得石中之精，补养精气，故轻身不老增年。

仲氏曰：矾石内外症皆用，人所习知，特知之不尽耳。经方于丸、散两种之配用矾石者，按症施治，效验如神。后人解不到《本经》药性，故解不到经方药用。

石胆

气味酸辛寒，有小毒。主明目，治目痛，金疮诸痫痉，女子阴蚀痛，石淋寒热，崩中下血，诸邪毒气，令人有子。炼饵服之不老，久服增寿神仙。石胆，《本经》名黑石，俗呼胆矾。始出秦州羌道山谷大石间，或羌里句青山，今信州铅山、嵩岳及蒲州皆有之。生于铜坑中，采得煎炼而成。又有自然生者，尤为珍贵。大者如拳、如鸡卵，小者如桃、栗，击之纵横分解。但以火烧之，成汁者必伪也；涂于铁上及铜上烧之，红者真也。[批] 自硝石至石胆，皆由煎炼而成，不煎炼则精华不出也。止用水煎者，助其本气也，与司岁备物之意同。

《崇原》 胆矾，气味酸辛而寒。酸，木也；辛，金也；寒，水也。禀金水木相生之气化。禀水气，故主明目，治目痛；禀金气，故治金疮诸痫痉，谓金疮受风，变为痫痉也；禀木气，故治女子阴蚀痛，谓土湿溃烂，女子阴户如虫啮缺伤而痛也。金生水，而水生木。治石淋寒热，崩中下血者，金生水也；治诸邪毒气，令人有子者，水生木也。炼饵服之不老，久服增寿神仙，得石中之精也。

石钟乳

气味甘温，无毒。主治欬逆上气，明目，益精，安五脏，通百节，利九窍，下乳汁。石钟乳，一名虚中，一名芦石，一名鹅管石，皆取中空之意。石之精气，钟聚成乳，滴溜成石，故名石钟乳。今倒名钟乳石矣。出太山、少室山谷，今东境名山石洞皆有。惟轻薄中通，形如鹅翎管，碎之如爪甲，光明者为上。

《崇原》 石钟乳乃石之津液融结而成，气味甘温，主滋中焦之汁，上输于肺，故治欬逆上气。中焦取汁奉心，化赤而为血，故明目。流溢于中而为精，故益精。精气盛则五脏和，故安五脏。血气盛则百节和，故通百节。津液濡于空窍，则九窍自利；滋于经脉，则乳汁自下。

仲氏曰：钟乳虽非要药，亦备世用。俗解以钟乳为阳明气分药，执而鲜通，乃将经文改窜以成其说，则荒唐绝伦矣。《崇原》诠释主治，本乎物理之自然，从不于经文上改窜一字。盖物理即在经文，改窜经文，何异改窜物理乎？

禹余粮

气味甘寒，无毒。主治咳逆，寒热，烦满，下赤白，血闭，癥瘕，大热。炼饵服之不饥，轻身延年。禹余粮，始出东海池泽及山岛中，今多出东阳、泽州、潞州。石中有细粉如面，故曰余粮。李时珍曰：禹余粮乃石中黄粉，生于池泽。其生于山谷者为太一余粮也。［批］渊源流通曰禹。

《崇原》 仲祖《伤寒论》云：汗家重发汗，必恍惚心乱，小便已阴疼，宜禹余粮丸。全方失传，世亦罕用。

《经读》 禹余粮主咳逆，补中，降气不使上逆。治寒热者，除脾胃湿滞之寒热，非谓可以通治寒热也。治烦满者，性寒除热，即可以止烦，质重降逆，即可以泻满也。治下痢赤白者，除湿热之功。治血闭癥瘕者，消湿热所滞之瘀积。大热者，热在阳明热必甚，此能除之。炼饵服之不饥者，其质类谷粉而补脾土，所以谓之粮而能充饥也。轻身延年，补养后天之效也。

仲氏曰：《伤寒集注》云：禹余粮生于山泽中，秉水土之专精，得土气则谷精自生，得水气则阴疼自止。此方失传，或有配合。又《伤寒直解》云：余粮生于山谷者，得土之精；生于水泽者，得水之精。水精足则阴疼自止。全方失传，其配合不可考矣。二书见《医学真传》高头注。按禹余粮丸及赤石脂禹余粮汤，皆入太阳篇，其汤方余粮一味，《集注》以为两种并用，连石脂共三味。

太一余粮

气味甘平，无毒。主治欬逆上气，癥瘕，血闭漏下，除邪气，肢节不利。久服耐寒暑不饥，轻身飞行千里，神仙。

《崇原》 太一，山名，即终南山。陶宏景曰：本草有太一余粮、禹余粮两种，治体相同，而今世惟有禹余粮，不复识太一矣。李时珍曰：生池泽者为禹余粮，生山谷者为太一余粮，本是一物。晋宋以来，不分山谷池泽，通呼为太一禹余粮。

空青

气味甘酸寒，无毒。主治青盲，耳聋，明目，利九窍，通血脉，养精神，益肝气。久服轻身延年。空青，一名杨梅青。始出益州山谷及越隽山，今蔚、兰、宣、梓诸州有铜处，铜精熏则生空青。大者如拳如卵，小者如豆粒，或如杨梅，其色青，其中皆空，故曰空青。内有浆汁，为治目神药，不空、无浆者，白青也。今方家以药涂铜物上生青，刮下伪作空青，真者不可得。

紫石英

气味甘温，无毒。主治心腹欬逆邪气，补不足，女子风寒在子宫，绝孕十年无子。久服温中，轻身延年。紫石英，始出太山山谷，今会稽、诸暨、乌程、永嘉、阳山、东莞山中皆有，惟太山者最胜，其色淡紫，其质莹澈，大小皆具五棱，两头如箭镞。

[批] 紫、白石英总解列后。

白石英

气味甘微温，无毒。主治消渴，阴痿不足，欬逆，胸膈间久寒，益气，除风湿痹。久服轻身长年。白石英，始出华阴山谷及太山，今寿阳、泽州、虢州、洛州山中俱有。大如指，长二三寸，六面如削，白莹如玉而有光，长五六寸益佳。

或问：天地开辟，草木始生，后人分移莳植，故他处亦有，今土中所生之石，亦有始生与他处之分何耶？愚曰：草木金石虫鱼皆为物类，始生者，开辟之初，物之先见也，他处者，生育之广，物之繁盛也。天气从东南而西北，则草木始生东南者，未始不生西北，西北虽生，不如东南之力也；地气从西北而东南，则金石之始生西北者，未始不生东南，东南虽生，不如西北之力也，而岂莳植移徙之谓哉？若以草木、土石而异视之，何所见之不大也！[批] 此段小注为全部小注而发。

《崇原》 紫、白石英，品类相同，主治亦不甚远。紫为木火之色，气味甘温，故治心腹肾脏之寒。白为金方之色，气味甘微温，亦治肾脏胸膈之寒，而兼上焦之燥。此大体同而微异也。

《经读》 紫石英气温，禀木气而入肝；味甘无毒，得土味而入脾。欬逆邪气者，以心腹为脾之部位，人之呼吸出心肺而入肝肾，脾居中而转运，何欬逆之有？惟脾虚受肝邪之侮，不能下转而上升，故为是病。其主之者，温能散邪，甘能和中，而其质又重而能降也。补不足者，气温味甘，补肝脾之不足也。

风寒入于子宫，则肝血不藏，脾血亦不统，往往不能生育，脾土之数成十，所以十年无子也。紫石英气温，可以散子宫之风寒，味甘可以益肝脾之血也。久服温中，轻身延年者，夸其补血纳气之功也。按：白石英治略同，但紫色属阴，主治冲脉血海，功多在下。[批]冲脉与少阴之大络起于肾胞，为血海。白为金色，主治消渴，兼理上焦之燥。

仲氏曰：《崇原》以紫为木火之色，虽主肾，亦连肝经。《经读》以气温为禀木气而入肝，虽主肝，亦连肾脏，何以知之？以《本经》石英主治，直说到女子风寒在子宫、绝孕十年无子而知之也。

龙骨

气味甘平，无毒。主治心腹鬼疰，精物老魅，欬逆，泄痢脓血，女子漏下，癥瘕坚结，小儿热气惊痫。晋地川谷及大山山岩、水岸土穴之中，多有死龙之骨，今梁益、巴中、河东州郡山穴水涯间亦有之。骨有雌雄，骨细而文广者雌也，骨粗而文狭者雄也。入药取五色具而白地粹纹，其质轻虚，舔之粘舌者为佳，黄白色者次之，黑色者下也。其质白重而花纹不细者名石龙骨，不堪入药。其外更有齿角，功用与龙骨相等。[批]色白质重是北地深山之石垄骨，非龙骨也。按经方用龙骨，后人齿、角并收。

《崇原》 鳞虫三百六十，而龙为之长，背有八十一鳞，具九九之数，上应东方七宿，得冬月蛰藏之精，从泉下而上腾于天，乃从阴出阳，自下而上之药也。主治心腹鬼疰精物老魅者，水中天气上交于阳，则心腹和平而鬼疰精魅之阴类自消矣。欬逆者，天气不降也；泄痢脓血者，土气不藏也；女子漏下者，水气不升也。龙骨启泉下之水精从地土而上腾于天，则阴阳交会，上下相和，故欬逆、泄痢、漏下皆可治也。土气内藏，则癥瘕坚结自除；水气上升，则小儿热气惊痫自散。不言久服，或简脱也。

《经读》 龙得天地纯阳之气，凡心腹鬼疰精物，皆属阴气作祟，阳能制阴也。肝属木而得东方之气，肝火乘于上则为欬逆，奔于下则为泄痢脓血、女子漏下，龙骨能敛戢[①]肝火，故皆治之。且其用变化莫测，虽癥瘕坚结难疗，亦能穿入而攻破之。至于惊痫癫痉，皆肝气上逆，挟痰而归迸入心，龙骨能敛火安神，逐痰降逆，故为惊痫癫痉之圣药。仲景风引汤，必是熟读《本经》，从此一味悟出全方，而神妙变化，亦如龙之莫测。余今详注此品，复为之点睛欲飞矣。[批]修园命其子元犀著《金匮歌括》，至桂枝龙骨牡蛎汤，颇讥徐忠可以龙牡为敛，犹有人之见存，乃《经读》此处亦用两敛字，与忠可同病。因知《经读》乃修园自创，歌括则父子合谋，所以见解弥确。

痰，水也，随火而升。龙属阳而潜于海，能引逆上之火、泛滥之水而归其宅。若与牡蛎同用，为治痰之神品。今人只知其性涩以止脱，何其浅也。

《真传》 龙骨，《本经》上品，龙蜕骨，非天所谪之龙，海滨深山，间或有之。龙为阳物，能兴云布雨，故《伤寒论》中发汗名大青龙，治水气名小青龙，今欲止汗，反用龙骨，岂理也哉！若以真龙之骨，研为细粉，扑其周身，止汗有效。即本论以温粉扑之之义，如谓服食可以止汗，古人亦何惮而不为乎。

---

① 敛戢（jí 及）：收敛。

鹿角胶

气味甘平，无毒。主治伤中，劳绝，腰痛，羸瘦，补中益气，妇人血闭无子，止痛安胎。久服轻身延年。鹿角胶，原名白胶。以鹿角寸截，米泔浸七日令软，再入急流水中浸七日，刮去粗皮，以东流水桑柴火煮七日，旋旋添水，取汁沥净，加无灰酒熬成膏，冷则胶成矣。

《崇原》 鹿茸形如萌栗，有初阳方生之意，气味甘温，鹿角形如剑戟，具阳刚坚锐之体，水熬成胶，故气味甘平，不若鹿茸之甘温峻补也。主治伤中劳绝者，中气因七情而伤，经脉因劳顿而绝，鹿胶甘平滋润，故能治也。治腰痛羸瘦者，鹿运督脉，则腰痛可治矣。胶能益髓，则羸瘦可治矣。补中者，补中焦；益气者，益肾气也。治妇人血闭无子者，鹿性纯阳，角具坚刚，胶质润下，故能启生阳，行瘀积，和经脉而孕子也。止痛安胎者，更和经脉而生子也。久服则益阴助阳，故轻身延年。

《经读》 鹿角煎熬成胶曰白胶，何以《本经》白胶列为上品，鹿茸列为中品乎？盖鹿茸温补过峻，不如白胶之甘平足贵也。功用略同，不必再释。其主妇人血闭、止痛安胎者，皆补冲脉血海之功也。轻身延年者，精足血满之效也。

鹿角

气味咸温，无毒。主治恶疮痈肿，逐邪恶气，留血在阴中，除少腹血痛、腰脊痛，折伤恶血，益气。《别录》。附。[批]后人以鹿角熬炼成霜，化其锐气，以代茸、胶，甚妥。

《崇原》 鹿角功力，与茸、胶相等，而攻毒破泄，行瘀逐邪之功居多，较茸、胶又稍锐焉。

牛黄

气味苦平，有小毒。主治惊痫寒热，热盛狂痉，除邪逐鬼。牛黄生陇西及晋地之特牛胆中得之，须阴干百日使燥，无令见日月光。出两广者不甚佳，出川蜀者为上。凡牛有黄，身上夜视有光，眼如血色，时时鸣吼，恐惧人。又好照水，人以盆水承之，伺其吐出，乃喝之迫之，黄即堕下水中。大者如鸡子黄，小者如龙眼核，重叠可揭，轻虚气香。有宝色者佳，如黄土色者下也。人喝取者为上，杀取者次之。李时珍曰：牛之黄，牛之病也。因其病在心及肝胆之间凝结成黄，故能治心及肝胆之病，但今之牛黄皆属杀取。苦寒有毒，虽属上品，服之无益也。

《崇原》 牛黄，胆之精也。牛之有黄，犹狗之有宝、蚌之有珠。皆受日月之精华而始成。无令见日月光者，恐复夺其精华也。牛属坤土，胆具精汁，禀性皆阴，故气味苦平，而有阴寒之小毒。主治惊痫寒热者，得日月之精而通心主之神也。治热盛狂痉者，禀中精之汁，而清三阳之热也。除邪者，除热邪，受月之华，月以应水也；逐鬼者，逐阴邪，受日之精，日以应火也。牛黄有毒，不可久服，故不言也。[批]寥寥数语，物理以明，俗儒博而不格，格而不精，腹中垒块虽多，亦无实用。

李东垣谓：中风入脏，始用牛黄，更配脑、麝，从骨髓透肌肤，以引风出。若风中于腑及中经脉者，早用牛黄，反引风邪入于骨髓，如油入面不能出矣。愚谓：风邪入脏是死证，虽有牛黄，用之何益？且牛黄主治，皆系心家风热狂烦，何曾入骨髓而治骨病乎？脑、麝从骨髓透肌肤，以引风出，是辛窜透发之药。风入于脏，脏气先虚，反配脑、麝，宁不使脏气益虚而真气外泄乎！[批]心家风热狂烦，可用牛黄，要必有形证可辨，若神昏谵语，烦躁狂越，都是病气相传，有阴阳虚实之不同。治法另详《伤寒论》。如风中于腑及中经脉，正可合脑、麝引风外出，又何致如油入面而难出耶？东垣好为臆说，后人不能参阅圣经，从而信之，致临病用药，畏首畏尾，六腑经脉之病留而不去，次入于脏，便成不救，斯时用牛黄、脑、麝，未见其能生也。李氏之说，恐贻千百世之祸患，故不得不明辩极言，以救其失。[批]东垣于金元四大家首屈一指，犹好为臆说，何怪后人。《崇原》不责后人，而责东垣，是分别首从办法。

阿胶

气味甘平，无毒。主治心腹内崩，劳极，洒洒如疟状，腰腹痛，四肢酸疼，女子下血，安胎。久服轻身益气。山东兖州府，古东阿县地有阿井，汲其水煎乌驴皮成胶，故名阿胶。此清济之水伏行地中，历千里而发现于此井，济居四渎之一，内合于心。井有官舍封禁，岁煮胶，以供天府。故真胶难得，货者多伪。其色黯绿明净不臭者为真。俗尚黑如漆，故伪造者，以寻常之水煎牛皮成胶，搀以黑豆汁，气臭质浊，不堪入药。

《本草乘雅》云：东阿井，在山东兖州府，阳谷县东北六十里，即古之东阿县也。《水经注》云：东阿井，大如轮，深六七丈，水性下趋，质清且重，岁常煮胶以贡。煮法：必取乌驴皮，刮净去毛，急流水中浸七日，入瓷锅内渐增阿井水煮三日夜，则皮化，滤清，再煮稠黏，贮盆中乃成耳。冬月易干，其色深绿，且明亮轻脆，味淡而甘，亦须陈久方堪入药。设用牛皮及黄明胶并杂他药者，慎不可用。

琢崖曰：余尝逢东阿煎胶者，细加询访，闻其地所货阿胶，不但用牛马诸畜杂皮，并取旧箱匣上坏皮，及鞍辔靴屦一切烂损旧皮皆充胶料。人间尚黑，则入马料豆汁以增其色；人嫌秽气，则加樟脑等香以乱其气。然美恶犹易辨也。今则作伪者，日益加巧，虽用旧皮，浸洗日久，臭秽全去，然后煎煮，并不入豆汁及诸般香味，俨与真者乱矣。按：胶色有黄有黑，缘冬月所煎者汁不妨嫩，入春后嫩者难于坚实，煎汁必老。嫩者色黄，老者色黑。昔人谓光如墼漆色，带油绿者为真，犹未悉其全也。又谓真者拍之即碎，夫拍之即碎，惟极陈者为然，新胶安得如此。至谓真者绝无臭气，夏月亦不甚湿软，则今之伪者，未尝不然，不可以是定美恶也。然真胶非甚难得，特以伪者杂陈，并得真者而亦疑之耳。闻古法先取狼溪水浸皮，后取阿井水煎胶。狼溪发源于洪范泉，其性阳，阿井水性阴，取其阴阳相配之意。火用桑薪煎炼四日夜而后成。又谓：烧酒为服胶者所最忌，尤当力戒。此皆前人所未言者，故并记之。［批］古圣人仰观俯察而知地脉，特开此井，教民煮胶以疗疾，故不封禁，封禁才数百年。阿，地名。［批］卢子由撰《本草乘雅》，其父不远①著《本草博议》，即《乘雅》中间所引《博议》是也。不远生于明季，与其子讲求医道，治病有奇验，望风者咸称武林为医薮焉。厥后子由丧明，乃坐索经旨，纂述父书。书中之言皆出口授，文理未优。至隐庵开设讲堂，而其书遂无过问者矣。书名详见《指月》②，《指月》能记不远始末，独昧隐庵始末，即乡老亦无有知其详者。但云其人不出仕，当道投刺，亦不答拜。

《崇原》 阿胶气味甘平，乃滋补心肺之药也。心合济水，

---

① 不远：即卢复，明代医家。字不远，号芷园，钱塘（今浙江杭州）人。医著甚丰，几乎包罗医学全部领域。曾辑佚《神农本草经》，为《本经》之现存最早辑本。

② 《指月》：指清·王琦校刻的丛书《医林指月》。

其水清重，其性趋下，主清心主之热而下交于阴；肺合皮毛，驴皮主导肺气之虚，而内入于肌。又驴为马属，火之畜也，必用乌驴，乃水火相济之义。崩，堕也，心腹内崩者，心包之血不散经脉，下入于腹而崩堕也。阿胶益心主之血，故治心腹内崩。劳极，劳顿之极也。洒洒如疟状者，劳极气虚，皮毛洒洒如疟状之先寒也。阿胶益肺主之气，故治劳极洒洒如疟状。夫劳极则腰腹痛，洒洒如疟状，则四肢酸疼。心腹内崩，则女子下血也。心主血，肺主气，气血调和，则胎自安矣。滋补心肺，故久服轻身益气。琢崖曰：《灵枢·经水》篇云：手少阴外合于济水，内属于心。隐庵心合济水之说，盖据此也。李中梓谓：《内经》以济水为天地之肝，故阿胶入肝功多，当是误记。

《经读》　阿胶以阿井之水，入黑驴皮煎炼成胶也。《内经》云：手少阴外合于济水，内合于心，故能入心。又云：皮毛者，肺之合也。以皮煎胶，故能入肺。味甘无毒，得地中正之土气，故能入脾。凡心包之血，不能散行经脉，下入于腹则为崩堕，阿胶入心补血，故能治之。劳极气虚，皮毛洒洒如疟状之先寒，阿胶入肺补气，故能治之。脾为后天生血之本，脾虚则阴血内枯，腰腹空痛，四肢酸疼，阿胶补养脾阴，故能治之。且血得脾以统，所以有治女子下血之效，胎以血为养，所以有安胎之效。血足气亦充，所以有轻身益气之效也。[批]《经读》以气味为主，味甘归脾，故论脾。学者必与《崇原》会参而后得。又曰：东阿井，在山东兖州府，阳谷县东北六十里，即古之东阿县也。此清济之水，伏行地中，历千里而发于此井，其水较其旁诸水重十之一二不等。人之血脉，宜伏而不宜见，宜沉而不宜浮。以之制胶，正与血脉相宜也。必用黑皮者，以济水合于心，黑色合于肾，取水火相济之义也。所以妙者，驴亦马类，属火而动风，肝为风脏而藏血，今得驴皮动风之药，引入肝经，又取阿水沉静之性，静以制动，俾风火熄而阴血生，逆痰降，此《本经》性与天道之言。得闻文章之后，犹难语此，况其下乎。[批]大凡井水出自地脉者，来源纵不甚长，亦较清重，无阿水而权用之可也。潦水不中用。

仲氏曰：阿胶味甘性缓，气平下济。今市肆有驴皮胶而无阿胶，以阿井水不能远汲也。凡用阿胶而深得《本经》主治之意者，莫若《伤寒》《金匮》及唐人《千金》《外台》等书。盖唐人犹守《本经》，今人第从俗解。守《本经》，则驴皮胶亦有所长，况阿胶乎；从俗解，则阿胶亦有所短，况驴皮胶乎。此系数十年阅历之言，不是凭空撰出。

麝香

气味辛温，无毒。主辟恶气，杀鬼精物，去三虫，蛊毒，温疟，惊痫。久服除邪，不梦寤魇寐。麝形似獐而小，色黑，常食柏叶及蛇虫，其香在脐，故名麝脐香。李时珍曰：麝之香气远射，故谓之麝香。生阴茎前皮内，别有膜袋裹之，至冬香满，入春满甚，自以爪剔出覆藏土内，此香最佳，但不易得。出羌夷者多真最好，出随郡、义阳、晋溪诸蛮中者亚之，出益州者形扁多伪。凡真香一子分作三四子。刮取血膜，杂以余物，裹以四足膝皮而货之，货者又复为伪，用者辨焉。

《崇原》凡香皆生于草木，而麝香独出于精血，香之神异者也。气味辛散温行。主辟恶气者，其臭馨香也。杀鬼精物，去三虫蛊毒者，辛温香窜，从内透发而阴类自消也。温疟者，先热后寒，病藏于肾，麝则香生于肾，故治温疟。惊痫者，心气昏迷，痰涎壅滞，麝香辛温通窍，故治惊痫。久服则腑脏机关通利，故除邪，不梦寤魇寐。

《经读》 麝喜食柏叶、香草及蛇虫，其香在脐，为诸香之冠。香者，天地之正气也，故能辟恶而杀毒。香能通达经络，故能逐心窍凝痰而治惊痫，驱募原邪气以治温疟。而魇寐之症，当熟寐之顷，心气闭塞而成。麝香之香气最盛，令闭者不闭，塞者不塞，则无此患矣。孕妇忌之。

仲氏曰：麝脐香窜通窍，外治内治皆可，内治不过分厘。久服须以他药佐之，亦不多用。

龟甲

气味甘平，无毒。主治漏下赤白，破癥瘕痎疟，五痔阴蚀，湿痹四肢重弱，小儿囟不合。久服轻身不饥。龟，凡江湖间皆有之，近取湖州、江州、交州者为上，甲白而厚，其色分明，入药最良。有出于水中者，有出于山中者，入药宜用水龟。古时上下甲皆用，至日华子只用下板，而后人从之。陶宏景曰：入药宜生龟炙用。日华子曰：腹下曾灼十通者，名败龟板，入药良。吴球曰：先贤用败龟板补阴，借其气也，今人用钻过及煮过者，性气不存矣。惟灵山诸谷因风堕自败者最佳，田池自败者次之，人打坏者又次之。愚谓：龟通灵神而多寿，若自死者，病龟也，灼过者，灵性已过，惟生龟板炙用最佳。[批] 龟甲又名龟板，乃古今称谓不同，后人误以在上为甲，在下为板，实由形象傅会，不足征信。

《崇原》 介虫三百六十，而龟为之长。龟形象离，其神在坎，首入于腹，肠属于首，是阳气下归于阴，复通阴气上行之药也。主治漏下赤白者，通阴气而上行也。破癥瘕者，介虫属金，能攻坚也。痎疟，阴疟也，阳气归阴，则阴寒之气自除，故治痎疟。五痔阴蚀者，五痔溃烂缺伤，如阴虫之蚀也，阳入于阴，则阴虫自散，肠属于首，则下者能举，故五痔阴蚀可治也。湿痹四肢重弱者，因湿成痹，以致四肢重弱，龟居水中，性能胜湿，甲属甲胄，质主坚强，故因湿成痹，四肢重弱可治也。若小儿囟不合者，先天缺陷，肾气不充也，龟藏神于阴，复使阴出于阳，故能合囟。久服则阴平阳秘，故轻身不饥。

《本经》只说龟甲，后人以甲煎胶，功用相同，其质稍滞。甲性坚劲，胶性柔润，学者以意会之，而分用焉可矣。

《经读》 龟甲诸家俱说大补真水，而自余视之，亦不尽然。大抵介虫属阴，皆能除热；生于水中，皆能利湿；其甲属金，皆能攻坚，此外亦无他长。《本经》云主治漏下赤白者，以湿热为病，热胜于湿则漏下赤色，湿胜于热则漏下白色，龟甲专除湿热，故能治之也。破癥瘕者，其甲属金，金能攻坚也。痎疟，老疟也，疟久不愈，湿热之邪痼结阴分，惟龟甲能入阴分而攻之也。火结大肠则生五痔，湿浊下注则患阴蚀，肺合大肠，肾主阴户，龟甲性寒，以除其热，气平以清其湿也。[批]自漏下赤白至五痔，《崇原》诠释已甚分明。得《经读》加详，愈觉真切，下文牡蛎亦然。

仲氏曰：造物妙用，《本经》言之，至《崇原》则和盘托出。按：《金匮浅注》浸淫疮下，修园有杨梅、棉花等疮方，治其房欲传染之疮毒，又加龟板、鹿角、黄柏等药，无非取龟板入任，鹿角入督，为脉道作引，非以龟、鹿补之也，故不熬胶。又曰：胶，后人将龟板熬胶，名元武胶，是专借龟板补阴，而失《本经》主治之意矣。故凡时方用元武胶者，不但功用迂缓，且多流弊。惟龟、鹿二仙胶配合较妥，可补任、督精虚。

牡蛎

气味咸平微寒，无毒。主治伤寒寒热，温疟洒洒，惊恚怒气，除拘缓，鼠瘘，女子带下赤白。久服强骨节，杀邪鬼，延年。牡蛎出东南海中，今广闽、永嘉、四明海旁皆有之。附石而生，魂礧相连如房，每一房内有肉一块，谓之蛎黄，清凉甘美。其腹南向，其口东向，纯雄无雌，故名曰牡，粗大而坚，故名曰蛎。

《崇原》 牡蛎假海水之沫，凝结而成形，禀寒水之精而味咸，具坚刚之质而气平。太阳之气生于水中，出于肤表，故主治伤寒寒热。先热后寒，谓之温疟，皮毛微寒，谓之洒洒，太阳之气行于肌表，则温疟洒洒可治也。惊恚怒气，厥阴肝木受病也，牡蛎南生东向，得水中之生阳，达春生之木气，则惊恚怒气可治矣。生阳之气行于四肢，则四肢拘缓自除。鼠瘘乃肾脏水毒，上淫于脉，牡蛎味咸性寒，从阴泄阳，故除鼠瘘。女子带下赤白，乃胞中湿热下注，牡蛎禀水气而上行，阴出于阳，故除带下赤白。具坚刚之质，故久服强骨节，纯雄无雌，故杀邪鬼。骨节强而邪鬼杀，则延年矣。

《经读》 此物具金水之性。凡病起于太阳，皆名曰伤寒；传入少阳之经，则为寒热往来。其主之者，借其得秋金之气，以平木火之游行也。温疟者，但热不寒之疟疾，为阳明经之热病。洒洒者，即阳明白虎证中背微寒恶寒之义，火欲发而不能径达之也。主以牡蛎者，取其得金之气，以解炎暑之苛。白虎汤命名，亦同此意也。惊恚怒气，其主在心，其发在肝。牡蛎气平，得金之用以制木；味咸，得水之用以济火也。拘者筋急，缓者筋缓，为肝之病。鼠瘘即瘰疬之别名，为三焦胆经火郁之病，牡蛎之平以制风，寒以胜火，咸以软坚，所以咸主之。[批]鼠瘘为肾脏水毒上淫于脉，此病根也，《经读》失之。止带下赤白与强骨节二句，其义互见于龟板注中，不赘。杀邪鬼者，补肺而申其清肃之威。能延年者，补肾而得其益精之效也。

仲氏曰：物理有浅深两层，《崇原》阐圣教故深，《经读》导后学故浅，以深包浅，以浅形深，看似分途，实系合辙。然必熟读《灵》《素》《论》《略》者，始足以知之。又曰：牡蛎内服生用，外敷煅开取粉。又曰：牡蛎从形性解到主治，而后仲景圣法昭然。此理惟唐人孙思邈，明人喻嘉言，或能索解，曲高寡和，斯之谓欤！

桑螵蛸

气味咸甘平，无毒。主治伤中，疝瘕，阴痿，益精生子，女子血闭腰痛，通五淋，利小便水道。螵蛸，螳螂子也，在桑树作房，粘于枝上，故名桑螵蛸。是兼得桑皮之津气也，其粘在他树上者，不入药用。螳螂两臂如斧，当难不避，喜食人发，能翳叶捕蝉，一前一却，其房长寸许，大如拇指，其内重重相隔，隔中有子，其形如蛆卵，至芒种节后，一齐生出，约有数百枚。《月令》云仲夏螳螂生是也。

《崇原》　经云：逆夏气则太阳不长。又云：午者，五月，主右足之太阳。螳螂生于五月，禀太阳之气而生，乾则强健，其性怒升，子生于桑，又得桑之金气。太阳主寒水，金气属阳明，故气味咸甘。主治伤中，禀桑精而联属经脉也。治疝瘕，禀刚锐而疏通经脉也。其性怒升，当辙不避，具生长迅发之机，故治男子阴痿，而益精生子。女子肝肾两虚，而血闭腰痛。螳螂捕蝉，一前一却，乃升已而降，自然之理，故又通五淋，利小便水道。

《经读》 螵蛸，螳螂之子也。气平属金，味咸属水。螳螂于诸虫中其性最刚，以其具金性，能使肺之治节申其权，故主疝瘕，女子血闭，通五淋，利小便水道也。又具水性，能使肾之作强得其用，故主阴痿、益精生子、腰痛也。其主伤中者，以其生于桑上，得桑气而能续伤也。今人专取其缩小便，虽曰能开而亦能阖，然要其本性，在此而不在彼。

蜂蜜

气味甘平，无毒。主治心腹邪气，诸惊痫痓，安五脏诸不足，益气补中，止痛解毒，除众病，和百药。久服，强志轻身，不饥不老，延年神仙。蜂居山谷，蜜从石岩下流出者，名石蜜。蜂居丛林，蜜从树木中流出者，名木蜜。皆以色白如膏者佳，若人家作桶收养割取者，是为家蜜，此蜜最胜。春分节后，蜂采花心之粉置之两髀而归，酝酿成蜜，如遇牡丹、兰蕙之粉，或负于背，或戴于首归以供王。蜂王所居，层叠如台，有君臣之义。寒冬无花，深藏房内，即以酿蜜为食，春暖花朝后，复出采花也。[批]《经读》节去"延年神仙"四字。

《崇原》 草木百卉，五色咸具，有五行之正色，复有五行之间色，而花心只有黄白二色，故蜜色有黄白也。春夏秋集采群芳，冬月退藏于密，得四时生长收藏之气。主治心腹邪气者，甘味属土，滋养阳明中土，则上下心腹之正气自和，而邪气可治也。诸惊痫痓，乃心主神气内虚。蜂蜜花心酿成，能和心主之神，而诸惊痫痓可治也。安五脏诸不足者，花具五行，故安五脏之不足。益气补中者，气属肺金，中属胃土，蜂采黄白金土之花心，故益气补中也。止痛解毒者，言蜂蜜解毒，故能止痛也。除众病和百药者，言百药用蜂蜜和丸，以蜂蜜为百花之精，可和入百药以除众病也。久服强志，金生水也。轻身不饥，土气盛也。轻身不饥，则不老延年神仙。

《经读》　石蜜气平，禀金气而入肺，味甘无毒，得土味而入脾。心腹者，自心下以及大小腹与胁肋而言也。邪气者，六淫之气自外来，七情之气自内起，非固有之气，即为邪气也。其主之者，甘平之用也。诸惊痫痉者，厥阴风木之为病也。其主之者，养胃和中，所谓厥阴不治，取之阳明是也。脾为五脏之本，脾得补而安，则五脏俱安，而无不足之患矣。真气者，得于天而充于谷，甘味益脾，所以益气而补中也。止痛者，味甘能缓诸急。解毒者，气平能胜诸邪也。诸花之精华，采取不遗，所以能除众病。诸花之气味酝酿合一，所以能和百药也。久服强志轻身、不饥不老者，皆调和气血、补养精神之验也。
[批] 石蜜见《崇原》小注。

仲氏曰：经方蜜入汤丸，或作挺子纳谷道，具有圣法可征。若伤燥咳唾痰血，甚至下利痰血，喻氏清燥救肺汤不中与，应将《千金》五味子汤除赤豆、续断、生地，依修园加葳蕤、门冬、干姜、细辛，又依《秘旨》加白蜜一匙煎服以救之。不可执时书肠滑忌蜜之说以误之，然此难为荒经者道也。

蜜蜡

气味甘微温，无毒。主治下痢脓血，补中，续绝伤，金疮，益气，不饥耐老。蜜蜡乃蜜脾底也，取蜜后将底炼过滤入水中，候凝取之，即成蜡矣，今人谓之黄蜡，以其生自蜜中，故名蜜蜡。黄蜜之底，其色黄；白蜜之底，其色白。但黄者多而白者少，故又名黄蜡。汪机《本草会编》一种虫白蜡，乃是小虫所作。其虫食冬青树汁，吐涎粘嫩茎上，化为白脂，至秋刮取，以水煮溶滤置冷水中，则凝聚成块，此虫白蜡也，与蜜蜡之白者不同。

《崇原》 蜂采花心，酿成蜜蜡，蜜味甘，蜡味淡，禀阳明太阴土金之气，故主补中益气。蜜蜡味淡，今曰甘者，淡附于甘也。主治下痢脓血，补中。言蜜蜡得阳明中土之气，治下痢脓血，以其能补中也。续绝伤、金疮、益气，言蜜蜡得太阴金精之气，续金疮之绝伤，以其能益气也。补中益气，故不饥耐老。[批] 可入丸料。

卷中 《本经》中品

玄参

气味苦微寒，无毒。主治腹中寒热积聚，女子产乳余疾，补肾气，令人明目。玄参近道处处有之，二月生苗，七月开花，八月结子黑色，其根一株五七枚，生时青白有腥气，曝干铺地下，久则黑也。

《崇原》 玄乃水天之色。参者，参也。［批］参者，参也，以互参之体用言之，各有参伍参赞二义。根实皆黑，气味苦寒，禀少阴寒水之精，上通于肺，故微有腥气。主治腹中寒热积聚者，启肾精之气，上交于肺，则水天一气，上下环转，而腹中之寒热积聚自散矣。女子产乳余疾者，生产则肾脏内虚，乳子则中焦不足，虽有余疾，必补肾和中，玄参滋肾脏之精，助中焦之汁，故可治也。又曰补肾气令人明目者，言玄参补肾气，不但治产乳余疾，且又令人明目也。中品治病，则无久服矣。余俱仿此。

《经读》 元参所以治腹中诸病者，以其启肾气上交于肺，得水天一气，上下环转之妙用也。张隐庵诠解甚妙，详于丹参注中。其云主产乳余疾者，以产后脱血则阴衰，而火无所制，治之以寒凉既恐伤中，加之以峻补又恐拒隔，惟元参清而微补，故为产后要药。令人明目者，黑水神光属肾，补肾自能明目也。

仲氏曰：中品治病，病治当止，故无久服明文。若中品之玄参，配上品之菟丝，为玄菟丸，婴儿久服，可免痘患。惟子由得其所以然，详见《类辩》。

丹参

气味苦微寒，无毒。主心腹邪气，肠鸣幽幽如走水，寒热积聚，破癥除瘕，止烦满，益气。丹参出桐柏川谷及太山，今近道处处有之，其根赤色，大者如指，长尺余，一苗数根。

《崇原》 丹参、玄参皆气味苦寒，而得少阴之气化。但玄参色黑，禀少阴寒水之精，而上通于天，丹参色赤，禀少阴君火之气，而下交于地，上下相交，则中土自和。故玄参下交于上，而治腹中寒热积聚；丹参上交于下，而治心腹邪气寒热积聚。君火之气下交则土温而水不泛溢，故治肠鸣幽幽如走水。破癥除瘕者，治寒热之积聚也；止烦满益气者，治心腹之邪气也。夫止烦而治心邪，止满而治腹邪，益正气所以治邪气也。

《经读》 今人谓丹参一味，功兼四物，共认为补血行血之品，为女科专药，而丹参之真功用掩矣。

紫参

气味苦寒，无毒。主治心腹积聚，寒热邪气，通九窍、大小便。紫参，《本经》名牡蒙。出河西及冤句山谷，今河中、晋、解、齐及淮、蜀州郡皆有之。苗长一二尺，茎青而细。叶似槐叶，亦有似羊蹄者。五月开细白花，似葱花，亦有红紫而似水荭者。根淡紫黑色如地黄状，肉红白色，肉浅皮深。三月采根，火炙干便成紫色。又云：六月采，晒干用。

《崇原》《金匮》泽漆汤方用紫参，本论云：咳而脉沉者，泽漆汤主之。《纲目》集解云：古方所用牡蒙，皆为紫参。而陶氏又以王孙为牡蒙，今用亦稀。因《金匮》方有紫参，故存于此。

仲氏曰：《论》《略》各方为经方，其未入《论》《略》者为古方，《千金》《外台》等书，俱已收载。所有泽漆汤中紫参，一作紫菀，与紫参汤并出《金匮》，岂后人不知紫参即是牡蒙，而改为紫菀欤？又按：王孙苦平，牡蒙苦寒，二物各有主治，陶氏比而同之，亦误矣。又曰：玄参、丹参、紫参，此三参同在中品前列，其气味主治亦相同，然同中有异，岂可混用。必如《崇原》辨别清楚，而后验病择药，不至倒行逆施。

白前根

气味甘微温，无毒。主治胸胁逆气，咳嗽上气，呼吸欲绝。《别录》。附。陶宏景曰：白前出近道，根似细辛而大，色白，不柔易折。苏恭曰：苗高尺许，其叶似柳，或似芫花，根长于细辛，白色。生洲渚、沙碛之上，不生近道。俗名石蓝，又名嗽药。马志曰：根似白薇、牛膝辈。陈嘉谟曰：似牛膝粗长坚直，折之易断者，白前也；似牛膝细短柔软，折之不断者，白薇也。近道俱有，形色颇同，以此别之，不致差误。〔批〕苏州药肆误以白前为白薇，白薇为白前，相沿已久。

《崇原》 寇宗奭曰：白前能保定肺气，治嗽多用，以温药相佐使尤佳。李时珍曰：白前色白而味微辛甘，手太阴药也，长于降气，肺气壅实而有痰者宜之。若虚而长哽气者，不可用。

张仲景治咳而脉浮者，泽漆汤中亦用之。愚以泽漆汤方有紫参，复有白前，故因紫参而附白前于此也。白前虽《别录》收入中品，而仲祖方中先用之，则宏景亦因古方录取，但出处不若《本经》之详悉，学者须知之。

当归

气味苦温，无毒。主治欬逆上气，温疟，寒热洗洗在皮肤中，妇人漏下绝子，诸恶疮疡，金疮。煮汁饮之。当归始出陇西川谷及四阳黑水，今川蜀、陕西诸郡皆有。春生苗，绿叶青茎，七八月开花似蒔萝娇红可爱，形圆象心，其根黑黄色。今以外黄黑内黄白气香肥壮者为佳。

《崇原》 当归花红根黑，气味苦温，盖禀少阴水火之气。主治欬逆上气者，心肾之气上下相交，各有所归，则欬逆上气自平矣。治温疟寒热洗洗在皮肤中者，助心主之血液，从经脉而外充于皮肤，则温疟之寒热洗洗然而在皮肤中者可治也。治妇人漏下绝子者，助肾脏之精气从胞中而上交于心包，则妇人漏下无时而绝子者可治也。治诸恶疮疡者，养血解毒也。治金疮者，养血生肌也。凡药皆可煮饮，独当归言煮汁饮之者，以中焦取汁变化而赤则为血，当归滋中焦之汁以养血，故曰煮汁。谓煮汁饮之，得其专精矣。

《本经》凡于主治外加别言，各有意存。如术宜煎饵，地黄作汤，当归煮汁，皆当体会。

《经读》 当归气温，禀木气而入肝；味苦无毒，得火味而入心。其主欬逆上气者，心主血，肝藏血，血枯则肝木挟心火而刑金，当归入肝养血，入心清火，所以主之也。肝为风，心为火，风火为阳，阳盛则为但热不寒之温疟，而肺受风火之邪，肺气怯不能为皮毛之主，故寒热洗洗在皮肤中。当归能令肝血足而风定，心血足而火息，则皮肤中之寒热可除也。肝主藏血，补肝即所以止漏也。手少阴脉动甚为有子，补心即所以种子也。疮疡皆属心火，血足则心火息矣。金疮无不失血，血长则金疮瘳矣。煮汁饮之，四字别言，先圣大费苦心，谓中焦受气取汁，变化而赤，是谓血，当归煮汁，滋中焦之汁，与地黄作汤同义。可知时传炒燥土炒，反涸其自然之汁，大失经旨。[批]同义不同功，学者勿以辞害意。

仲氏曰：《崇原》释药性，皆见道之言，最宜熟玩，若当归一切主治，有非他药所胜任者，亦必从源头说起，才得分明。又曰：《经读》参诸家之说，取其浅而易知也。但经义有浅亦有深，深如《崇原》，先明禀气，即始见终，浅如《经读》，分疏心肝，因此识彼，要皆足以正蒙。

芍药

气味苦平，无毒。主治邪气腹痛，除血痹，破坚积，寒热疝瘕，止痛，利小便，益气。芍药始出中岳山谷，今白山、蒋山、茅山、淮南、扬州、江浙、吴淞处处有之，而园圃中多莳植矣。春生红芽，花开于三月四月之间，有赤白二色，又有千叶、单叶、楼子之不同。入药宜用单叶之根，盖花薄则气藏于根也。开赤花者为赤芍，开白花者为白芍。

《崇原》 初之气，厥阴风木，二之气，少阴君火。芍药春生红芽，禀厥阴木气而治肝；花开三四月间，禀少阴火气而治心；炎上作苦，得少阴君火之气化，故气味苦平。风木之邪伤其中土，致脾络不能从经脉而外行则腹痛，芍药疏通经脉，则邪气在腹而痛者可治也。心主血，肝藏血，芍药禀木气而治肝，禀火气而治心，故除血痹。除血痹，则坚积亦破矣。血痹为病则身发寒热，坚积为病则或疝或瘕，芍药能调血中之气，故皆治之。止痛者，止疝瘕之痛也。肝主疏泄，故利小便。益气者，益血中之气也。盖病治则益气，而血亦行矣。

芍药气味苦平，后人妄改圣经，而曰微酸，元明诸家，相沿为酸寒收敛之品，凡里虚下利者，多用之以收敛。夫性功可以强辩，气味不可讹传，试将芍药咀嚼，酸味何在？又谓新产妇人，忌用芍药，恐酸敛耳。夫《本经》主治邪气腹痛，且除血痹寒热，破坚积疝瘕，则新产恶露未尽，正宜用之。若里虚下利，安得妄用？又谓白芍、赤芍，各为一种，白补赤泻，白收赤散，白寒赤温，白入气分，赤入血分。不知芍药花开赤白，其类总同。李时珍曰：根之赤白，随花之色也。卢子由曰：根之赤白，从花之赤白也。白根固白，赤根亦白，切片以火酒润之，覆盖过宿，白根转白，赤根转赤矣。今药肆中一种赤芍药，不知何物草根，儿医、疡医多用之，为害殊甚。此由不察《本经》，不辨物性，因讹传讹，固结不解，咸为习俗所误，宁不悲哉！

《经读》　芍药气平，是夏花而禀燥金之气；味苦，是得少阴君火之味。气平下降，味苦下泄而走血，为攻下之品，非补养之物也。［批］芍药非补养之物，若欲补养，须合他药，当于《论》《略》中求之。邪气腹痛、小便不利及一切诸痛，皆气滞之病，其主之者，以苦平而泄其气也。血痹者，血闭而不行，甚则为寒热不调。坚积者，积久而坚实，甚则为疝瘕满痛，皆血滞之病，其主之者，以苦平而行其血也。又云：益气者，谓邪气得攻而净，则元气自然受益，非谓芍药能补气也。今人妄改圣经，以"酸寒"二字易"苦平"，误认为敛阴之品，杀人无算。

仲氏曰：《伤寒·太阴篇》云：太阴为病，脉弱，其人续自便利，设当行大黄、芍药者，宜减之，以其人胃气弱易动故也。乃后人不参经论，徒信伪书，流毒生灵，伊于何底？士宗云：仲师死而真传绝，盖绝于伪书之害道，而人不知。又曰：今人以四物汤为补血主方，见汤内有芍药，因信伪书之说，认为敛阴之品，而芍药遂列补剂矣，讹谬相承，至此已极。

芎䓖

气味辛温，无毒。主治中风入脑，头痛，寒痹，筋挛缓急，金疮，妇人血闭无子。芎䓖，今关陕、川蜀、江南、两浙皆有，而以川产者为胜，故名川芎。清明后宿根生叶，似水芹而香，七八月开碎白花，结黑子。川芎之外，次则广芎，外有南芎，只可煎汤沐浴，不堪入药。川芎之叶名蘼芜，可以煮食。《本经》列于上品。

《崇原》 芎䓖气味辛温，根叶皆香，生于西川，禀阳明秋金之气化。名芎䓖者，乾为天为金，芎，穹窿也，䓖，穷高也，皆天之象也。主治中风入脑头痛者，芎䓖禀金气而治风，性上行而治头脑也。寒痹筋挛缓急者，寒气凝结则痹，痹则筋挛缓急。弛纵曰缓，拘挛曰急。芎䓖辛散温行，不但上彻头脑而治风，且从内达外而散寒，故寒痹筋挛缓急可治也。治金疮者，金疮从皮肤而伤肌肉，芎䓖禀阳明金气，能从肌肉而达皮肤也。治妇人血闭无子者，妇人无子，因于血闭，芎䓖禀金气而平木，肝血疏通则有子也。沈括《笔谈》云：川芎不可久服，单服令人暴死。[批]凡药用违其长皆能作祸，何独川芎？乃与上品细辛同受屈诬，医之罪也。夫川芎乃《本经》中品之药，所以治病者也，有病则服，无病不宜服，服之而病愈，又不宜多服。若佐补药而使之开导，久服可也。有头脑中风寒痹筋挛之证，单用可也，遽以暴死加之，谓不可久服、单服，执矣！医执是说而不能圆通会悟，其犹正墙面而立也与！

《经读》 芎䓖气温，禀春气而入肝；味辛无毒，得金味而入肺。风为阳邪而伤于上，风气通肝，肝经与督脉会于巅顶而为病，芎䓖辛温而散邪，所以主之。血少不能热肤，故生寒而为痹。血少不能养筋，故筋结而为挛，筋纵而为缓，筋缩而为急。芎䓖辛温而活血，所以主之。治金疮者，以金疮从皮肤以伤肌肉，芎䓖禀阳明金气，能从肌肉而达皮肤也。妇人以血为主，血闭不通，则不生育，芎䓖辛温通经，而又能补血，所以治血闭无子也。

仲氏曰：侣山堂著《崇原》，是传道人说法，《经读》参《经解》是行道人说法。厥后《经读》与《崇原》浃洽，高出《经解》一层，然参用《经解》处亦正不少，如川芎之解在《经读》，不过略加修饰而已。

牡丹

气味辛寒，无毒。主治寒热，中风瘈疭，惊痫邪气，除癥坚瘀血留舍肠胃，安五脏，疗痈疮。牡丹始出蜀地山谷及汉中，今江南、江北皆有，而以洛阳为盛。冬月含苞紫色，春初放叶，三月开花，有红白黄紫及桃红、粉红、佛头青、鸭头绿之色，有千叶、单叶、起楼、平头种种不一。入药惟取野生、红白单叶者之根皮用之，单瓣则专精在本，其千叶五色异种，只供玩赏之品。千叶者不结子，惟单瓣者结子，黑色如鸡头子大。子虽结仍在根上发枝分种，故名曰牡；色红入心，故名曰丹。

《崇原》 牡丹根上生枝，皮色外红紫、内粉白，命名曰牡丹，乃心主血脉之药也。始生西北，气味辛寒，盖禀金水相生之气化。寒热、中风瘛疭、惊痫邪气者，言邪风之气，中于人身，伤其血脉，致身发寒热，而手足瘛疭，面目惊痫。丹皮禀金气而治血脉之风，风息则血脉调和，寒热等证自已，故主治焉。[批]牡，阴中之阳升也，凡吐血、衄血不类犀角、地黄症者大忌之。癥坚瘀血留舍肠胃者，言经脉之血不渗灌于脉络，则留舍肠胃，而为癥坚之瘀血，丹皮辛以散之，寒以清之，故主除焉。[批]辛主发散，寒能凉血。花开五色，故安五脏。通调血脉，故疗痈疮。

《经读》 丹皮气寒，禀水气而入肾；味辛无毒，得金味而入肺。心火具炎上之性，火郁则寒，火发则热，丹皮禀水气而制火，所以主之。肝为风脏，中风而伤其筋则为瘛疭，中风而乱其魂则为惊痫，丹皮得金味以平肝，所以主之。邪气者，风火之邪也，邪气动血，留舍肠胃，瘀积癥坚，丹皮之寒能清热，辛能散结，可以除之。肺为五脏之长，肺安而五脏俱安。痈疮皆属心火，心火降而痈疮可疗。

地榆

气味苦微寒，无毒。主治妇人产乳痉病，七伤，带下五漏，止痛，止汗，除恶肉，疗金疮。地榆，处处平原川泽有之。宿根在土，三月生苗，初生布地，独茎直上，高三四尺，叶似榆叶而狭长如锯齿状，其根外黑里红。一名玉豉，又名酸赭。[批]宿根不坏，三月交木火之令，生气浡①然，《崇原》就此得解。

《崇原》 地榆一名玉豉，气味苦微寒，其臭兼酸，其色则赭，故《别录》又名酸赭。盖禀厥阴木火之气，能资肝脏之血者也。主治妇人产乳痓病者，谓产后乳子，血虚中风而病痓，地榆益肝脏之血，故可治也。七伤者，食伤、忧伤、饮伤、房室伤、饥伤、劳伤、经络营卫气伤，内有干血，身皮甲错，两目黯黑也，地榆得先春之气，故能养五脏而治七伤。带下五漏者，带漏五色，或如青泥，或如红津，或如白涕，或如黄瓜，或如黑虾血也。止痛者止妇人九痛：一阴中痛，二阴中淋痛，三小便痛，四寒冷痛，五月经来时腹痛，六气满来时足痛，七汗出阴中如虫啮痛，八胁下皮肤痛，九腰痛。地榆得木火之气能散带漏之瘀，而解阴凝之痛也。止汗者，止产后血虚汗出也。除恶肉、疗金疮者，生阳气盛则恶肉自除，血气调和则金疮可疗。

仲氏曰：《本经》与《灵》《素》《论》《略》合为一家之言，不复有彼此痕迹，足见先圣后圣异世同符。又曰：地榆苦燥湿，微寒入阴。故修园曰：地榆燥在下之湿。言湿伤下焦血分，而撮痛作痢，此能疗之。

紫草

气味苦寒，无毒。主治心腹邪气，五疸，补中益气，利九窍。紫草出砀山山谷及襄阳、南阳、新野，所在皆有，人家或种之。苗似兰香，赤茎青节，二月开花紫白色，结实白色，春社前后采根阴干，其

---

① 浡（bó 勃）：兴起貌。

根头有白毛如茸，根身紫色，可以染紫。

《崇原》　紫乃苍赤之间色，紫草色紫，得火气也，苗似兰香，得土气也，火土相生，能资中焦之精汁而调和其上下，故气味苦寒，主治心腹之邪气。瘄者，干也，津液干枯也。五瘄者，惊瘄、食瘄、气瘄、筋瘄、骨瘄也。紫草禀火土之气，滋益三焦，故治小儿之五瘄。补中者，补中土也；益气者，益三焦之气也。九窍为水注之气，补中土而益三焦，则如雾如沤如渎，水气环复，故利九窍。

《类辩》《纲目》紫草发明下：紫草气味苦寒，如痘疹欲出未出，血热毒盛，大便闭塞者宜之；已出而紫黑便闭者亦可用；若已出而红活及白陷，大便利者，切宜忌之。《直指方》云：紫草治痘，能导大便，使发出亦轻。《活幼新书》云：紫草性寒，小儿脾气实者犹可用，脾气虚者反能作泻。故古方惟用紫草茸，取其初得阳气，以类触类，所以用发痘疮。今人不达此理，一概用之，非矣。夫所谓茸者，即初生之蒙茸，非紫草之外，另有茸也。又有如麒麟竭者，谓之紫草茸，非也，乃紫矿耳。《酉阳杂俎》云：紫矿树，出真腊、波斯二国，树高盈丈，枝叶郁茂，经冬不凋，天有雾露及雨沾濡，则枝条出矿，状如糖霜，累累紫赤，破则鲜红，能出痘毒。此物产于异域，殊不易得。近有市利之徒，以伪物假充，索价甚厚，非徒无益，而反害之，不若用草之为当也。

仲氏曰：时法每以紫草配为凉剂，解痘毒，率多寒中变证，惟士宗先用桂枝汤，化太阳之气，气化则毒不留，又有桂枝汤加金银花、紫草等法，见《真传》，并详《三字经》小注。

泽兰

气味苦微温，无毒。主治金疮，痈肿，疮脓。泽兰始出汝南诸大泽旁，今处处有之，多生水泽下湿地。叶似兰草，故名泽兰，茎方色青，节紫叶边有锯齿，两两对生，节间微香，枝叶间微有白毛，七月作萼色纯紫，开花紫白色，其根紫黑色。

《崇原》 泽兰本于水，而得五运之气，故主治三因之证。生于水泽，气味苦温，根萼紫黑，禀少阴水火之气也。茎方叶香，微有白毛，边如锯齿，禀太阴土金之气也。茎青节紫，叶生枝节间，其茎直上，禀厥阴之木气也。主治金疮痈肿疮脓者，金疮乃刀斧所伤，为不内外因之证，痈肿乃寒邪客于经络，为外因之证，疮脓乃心火盛而血脉虚，为内因之证，泽兰禀五运而治三因之证者如此。

茜草根

气味苦寒，无毒。主治寒湿风痹，黄疸，补中。

《别录》云：治蛊毒，久服益精气，轻身。茜草，《诗》名茹藘，《别录》名地血，一名染绯草，又名过山龙，一名西天王草，又名风车草。始出乔山山谷及山阴谷中，东间诸处虽有而少，不如西间之多，故字从西。十二月生苗，蔓延数尺，方茎中空有筋，外有细刺，数寸一节，每节五叶。七八月开花，结实如小椒，中有细黑子，其根赤色。《周礼》：庶氏掌除蛊毒，以嘉草攻之。嘉草者，蘘荷与茜也，主蛊为最，故《别录》用治蛊毒。

《崇原》 茜草发于季冬，根赤子黑，气味苦寒，禀少阴水火之气化。方茎五叶，外有细刺，又禀阳明金土之气化。主治寒湿风痹者，禀少阴火气而散寒，阳明燥气而除湿，阳明金气而制风也。得少阴之水化，故清黄疸。《周礼》主除蛊毒，故补中，中土调和则蛊毒自无矣。《素问》治气竭肝伤，血枯经闭，故久服益精气轻身。

《素问·腹中论》：岐伯曰：病名血枯者，此得之年少时，有所大脱血，若醉入房中，气竭肝伤，故月事衰少不来。帝曰：治以何术？岐伯曰：以四乌贼骨一藘茹二物并合之，丸以雀卵，大如小豆，以五丸为后饭，饮以鲍鱼汁，利肠中及伤肝也。[批]此丸每服只取五数，可谓斟酌入细，古方于此等证治，犹且详慎如斯，况风寒外感极易传变者乎？今人反谓古方冒险，真狂瞽之谈也。

藘茹当作茹藘，即茜草也。《本经》下品中有藺茹。李时珍引《素问》乌贼骨藘茹方，注解云：《素问》藺茹当作茹藘，而藺与藘音同字异也。愚谓：乌贼骨方，当是茜草之茹藘，非下品之藺茹也。恐后人疑而未决，故表正之。

秦艽

气味苦平，无毒。主治寒热邪气，寒湿风痹，肢节痛，下水，利小便。秦艽出秦中，今泾州、鄜州、岐州、河陕诸郡皆有。其根土黄色，作罗纹交纠左右旋转。李时珍曰：以左纹者良，今市肆中或左或右，俱不辨矣。

《崇原》 秦艽气味苦平，色如黄土，罗纹交纠，左右旋转，禀天地阴阳交感之气，盖天气左旋右转，地气右旋左转，左右者阴阳之道路。[批]天气左旋二语，本诸《内经》，至程子而论定，《内经》系为医家开陈大道，故引之以释秦艽。主治寒热邪气者，地气从内以出外，阴气外交于阳，而寒热邪气自散矣。治寒湿风痹、肢节痛者，天气从外以入内，阳气内交于阴，则寒湿风三邪合而成痹，以致肢节痛者，可愈也。地气运行则水下，天气运行则小便利。

防己

气味辛平，无毒。主治风寒温疟热气，诸痫除邪，利大小便。防己，《本经》名解离，以生汉中者为佳，故名汉防己。江南诸处皆有，总属一种，因地土不同，致形有大小，而内之花纹皆如车辐。所谓木防己者，谓其茎梗如木，无论汉中、他处，皆名木防己，即通草名木通之义，非出汉中者名汉防己，他处者名木防己也。上古诸方皆云木防己汤，是木防己乃其本名，生汉中佳，故后人又有汉防己之称。其茎蔓延如葛，折其茎一头吹之，气从中贯，俨如木通，其根外白内黄，破之黑纹四布，故名解离。

《崇原》 防己气味辛平，色白纹黑，禀金水相生之气化。其茎如木，木能防土，己者土也，故有防己之名。主治风寒温疟热气者，风寒之邪，藏于肾脏，发为先热后寒之温疟。温疟者，热气有余之疟也。经云：温疟者，先热后寒，得之冬中于风寒。此病藏于肾，防己启在下之水精而输转于外，故治风寒温疟热气也。诸痫除邪者，心包受邪，发为牛马猪羊鸡诸痫之证，防己中空藤蔓，能通在内之经脉，而外达于络脉，故治诸痫除邪也。利大小便者，土得木而达，木防其土，土气疏通，则二便自利矣。

愚按：防己气味辛平，茎空藤蔓，根纹如车辐，能启在下之水精而上升，通在内之经脉而外达，故《金匮要略》云：膈间支饮，其人喘满，心下痞坚，面色黧黑者，其脉沉紧，得之数十日，医吐下之不愈，木防己汤主之。又云：风水脉浮身重，汗出恶风者，防己黄芪汤主之。皮水为病，四肢肿，水气在皮肤中，四肢聂聂动者，防己茯苓汤主之。《千金方》治遗尿、小便涩，三物木防己汤主之。而李东垣有云：防己乃下焦血分之药，病在上焦气分者禁用。试观《金匮》诸方，所治之证，果在气分乎？血分乎？抑在上焦乎？下焦乎？盖防己乃行气通上之药，其性功与乌药、木通相类，而后人竟以防己为下部药，不知何据？［批］此段议论，专为东垣臆说而发，《经读》亦载，惜《经读》释主治，只以气味了之，未免脱略，恐人省悟不来，必如《崇原》，方无流弊。东垣又云：防己大苦寒，能泻血中湿热，比之于人，则险而健者也，幸灾乐祸能为乱阶，然善用之，亦可敌凶突险。此瞑眩之药也，故圣人存而不废。噫！神农以中品之药为臣，主通调血气，却邪治病，无毒有毒，斟酌其宜，随病而用。如防己既列中品，且属无毒，以之治病，有行气清热之功。险健为乱之说，竟不知从何处得来？使后人遵之如格言，畏之若毒药，非先圣之罪人乎！［批］隐庵曰：前人创论于前，后人随文附会，予观今世，惟卢子由先生学识渊博，独不为前人所愚。东垣立言，多属臆说，盖其人富而贪名，又无格物实学。李时珍乃谓千古而下，惟东垣一人，误矣。嗟嗟！安得伊耆再治世，更将经旨复重宣。

　　《经读》 防己气平，禀金之气，味辛无毒，得金之味，入手太阴肺经。肺为水之上源，又与大肠为表里，防己之辛平，调肺气则二便利矣。［批］防己辛平属肺，肺为水之上源，明非下焦血分药矣。余解欠详，故不录。

木通

气味辛平，无毒。主除脾胃寒热，通利九窍、血脉、关节，令人不忘，去恶虫。木通，《本经》名通草。茎中有细孔，吹之两头皆通，故名通草。陈士良撰《食性本草》改为木通。始出石城山谷及山阳，今泽潞、汉中、江淮、湖南州郡皆有。绕树藤生，伤之有白汁出。一枝五叶，茎色黄白，干有大小。伤水则黑，黑者勿用。［批］注云：今药中复有所谓通草，乃是古之通脱木，与此不同。

《崇原》 木通藤蔓空通，其色黄白，气味辛平，禀土金相生之气化，而为通关利窍之药也。禀土气，故除脾胃之寒热，藤蔓空通，故通利九窍、血脉、关节。血脉通而关窍利，则令人不忘。禀金气，故去恶虫。

防己、木通皆属空通蔓草。防己取用在下之根，则其性自下而上，自内而外；木通取用在上之茎，则其性自上而下，自外而内。此根升梢降，一定不易之理。后人用之主利小便，须知小便之利，亦必上而后下，外而后内也。

葛根

气味甘辛平，无毒。主治消渴，身大热，呕吐，诸痹，起阴气，解诸毒。葛，处处有之，江浙尤多。春生苗，延引藤蔓，其根大如手臂，外色紫黑，内色洁白，可作粉食。其花红紫，结实如黄豆荚，其仁如梅核，生嚼腥气。《本经》所谓葛谷者是也。［批］子由曰：《本经》"痹"字，与风寒湿相合之痹不同，如消渴、身热、呕吐及阴气不起与诸毒，皆痹也，故云诸痹。

《崇原》　葛根延引藤蔓，则主经脉，甘辛粉白，则入阳明，皮黑花红，则合太阳，故葛根为宣达阳明中土之气，而外合于太阳经脉之药也。主治消渴、身大热者，从胃腑而宣达水谷之津，则消渴自止，从经脉而调和肌表之气，则大热自除。治呕吐者，和阳明之胃气也。治诸痹者，和太阳之经脉也。起阴气者，藤引蔓延，从下而上也。解诸毒者，气味甘辛，和于中而散于外也。

元人张元素谓：葛根为阳明仙药，若太阳初病，未入阳明而头痛者，不可便用升麻、葛根，用之反引邪入阳明，为引贼破家也。愚按仲祖《伤寒论》方，有葛根汤治太阳病，项背强几几，无汗，恶风。又治太阳与阳明合病，若阳明本病，只有白虎、承气诸汤，并无葛根汤证，况葛根主宣通经脉之正气以散邪，岂反引邪内入耶！前人学不明经，屡为异说，李时珍一概收录，不加辨正，其流弊何可胜言！学者看本草发明，仍当参究经论，庶不为前人所误。

《经解》　葛根气平，禀天秋平之金气，入手太阴肺经。味甘辛无毒，得地金土之味，入足阳明燥金胃。其主消渴者，辛甘以升腾胃气，气上则津液生也。其主身大热者，气平为秋气，秋气能解大热也。脾有湿热，则壅而呕吐，葛根味甘，升发胃阳，胃阳鼓动，则湿热下行而呕吐止矣。诸痹皆起于气血不流通，葛根辛甘和散，气血活，诸痹自愈也。阴者，从阳者也，人身阴气，脾为之源，脾与胃合，辛甘入胃，鼓动胃阳，阳健则脾阴亦起也。甘者土之中味，平者金之和气，所以解诸毒也。
［批］天士未识《伤寒》，犹柯韵伯未识《本经》，每为前人所误，故葛根之解亦主阳明。《经读》既录《经解》，又引《崇原》，以见天士在张元素甲里，虽其言不无可取，而于仲景圣法，终属模糊。

《真传》 葛根治太阳经脉之病，非阳明之主药，但色白味辛，可资阳明之燥，是从阳明而达太阳，与柴胡之从少阳而达太阳，其义一也。[批]《真传》寥寥数语，醒出葛根功用，见士宗学识之精。

仲氏曰：大学之格物，与小道之格物，物情虽异，总不外乎致知，后人既不能好古敏求，又耻于一物不知，定欲强不知以为知，恃才妄作，近来文人学士最多此习，于张元素何尤。

葛谷

气味甘平，无毒。主治下痢，十岁以上。

葛花

气味甘平，无毒。主消酒。《别录》。治肠风下血。《本草纲目》。附。

葛叶

主治金疮，止血，挼敷之。《别录》。附。

葛蔓

主治卒喉痹，烧，研，水服方寸匕。《唐本草》。附。

麻黄

气味苦温，无毒。主治中风伤寒头痛，温疟，发表出汗，去邪热气，止欬逆上气，除寒热，破癥瘕积聚。麻黄始出晋地，今荥阳、中牟、汴州、彭城诸处皆有之。春生苗，纤细劲直，外黄内赤，中空有节如竹形，宛似毛孔。

《崇原》 植麻黄之地，冬不积雪，能从至阴而达阳气于上。至阴者，盛水也；阳气者，太阳也。太阳之气，本膀胱寒水而上行于头，周遍于通体之毛窍。主治中风伤寒头痛者，谓风寒之邪，病太阳高表之气，麻黄苦温，能导心气以逐风寒，而其质轻浮，又能起水气以利高表也。温疟病藏于肾，麻黄能起水气而周遍于皮毛，故主发表出汗，而去温疟邪热之气也。治欬逆上气者，谓风寒之邪，闭塞毛窍，则里气不疏，而欬逆上气。麻黄空细如毛，开发毛窍，散其风寒，则里气外出于皮毛，而欬逆上气自止矣。除寒热破癥坚积聚者，谓在外之寒热不除，致中土之气不能外达，而为癥坚积聚，麻黄除在外之寒热，则太阳之气出入于中土，而癥坚积聚自破矣。

《经读》 麻黄气温，得春气而入肝；味苦无毒，得火味而入心。心主汗，肝主疏泄，故为发汗主药，其所主皆系无汗之症。太阳证中风伤寒，头痛，发热恶寒，无汗而喘，宜麻黄以发汗。但热不寒，名曰温疟，热甚无汗头痛，亦宜麻黄以发汗。欬逆上气，为手太阴之寒证，发热恶寒为足太阳之表证，亦宜麻黄以发汗。即癥坚积聚为内病，亦系阴寒之气，凝聚于阴分之中，日积月累而渐成，得麻黄之发汗，从阴出阳，则癥坚积聚自散。凡此皆发汗之功也。[批] 经方用麻黄或取发汗，或不取发汗，如《伤寒·少阴篇》麻黄附子细辛汤非发汗法，乃交阴阳法，麻黄附子甘草汤变交阴阳法而为微发汗法。此处直云发汗，单就太阳麻黄证而言。

根节古云止汗，是引止汗之药，以达于表而速效，非麻黄根节自能止汗也，旧解多误。

仲氏曰：太阳以寒水为本，是六气中之一气，六经中之一经也。令韶曰：太阳主人身最外一层，谓太阳天水相连，环绕周身，运行出入，各经病气传变，由寒水受伤而起，故曰伤寒。《伤寒论》备六气，而寒为太阳本气，本病标亦病，恶寒发热头痛，得汗斯痉。时医虑麻黄发汗过猛，而以紫苏、薄荷代之，岂知二物芳香，欲发其表，反虚其里，决非伤寒太阳证所宜。

白芷

气味辛温，无毒。主治女人漏下赤白，血闭阴肿，寒热，头风侵目泪出，长肌肤，润泽颜色，可作面脂。白芷处处有之，吴地尤多。根长尺余，粗细不等，色白气香。

《崇原》 白芷臭香色白，气味辛温，禀阳明金土之气化。主治妇人漏下赤白，血闭阴肿者，经云：阳明胃脉，其气下行而主阖。白芷辛温，禀阳明燥金之气下行，则漏下赤白、血闭阴肿可治也。治寒热头风侵目泪出者，白芷芳香，气胜于味，不但禀阳明燥金之气下行，且禀阳明中土之气上达，故寒热头风侵目泪出可治也。土主肌肉，金主皮肤，白芷得阳明金土之气，故长肌肤。面乃阳明之分部，阳气长则其颜光，其色鲜，故润泽颜色。白芷色白，作粉如脂，故可作面脂。

荆芥

气味辛温，无毒。主治寒热，鼠瘘瘰疬，生疮，破结聚气，下瘀血，除湿疸。荆芥，《本经》名假苏，以其辛香如苏也。处处有之，本系野生，今多栽种。二月布子生苗，辛香可茹，方茎细叶，淡黄绿色，八月开小花作穗成房如紫苏，房内有细子，黄赤色。今采者，将茎、叶、穗、子一概收用。

《崇原》 荆芥味辛，性温臭香，禀阳明金土之气，而为肃清经脉之药也。寒热鼠瘘，乃水脏之毒上出于脉，为寒为热也。本于水脏故曰鼠，经脉空虚故曰瘘，此内因之瘘也。瘰疬生疮，乃寒邪客于脉中，血气留滞，结核生疮，无有寒热，此外因之瘘也。荆芥味辛性温，肃清经脉，故内因之寒热鼠瘘，外因之瘰疬生疮皆可治也。其臭芳香，故破结聚之气，破结聚则瘀血自下矣。阳明之上，燥气主之，故除湿疸。

《经读》 荆芥气温，禀木气而入肝胆；味辛无毒，得金味而入肺。气胜于味，以气为主，故所主皆少阳相火、厥阴风木之症。寒热往来、鼠瘘瘰疬生疮等症，乃少阳之为病也，荆芥辛温以发相火之气，则病愈矣。饮食入胃，散精于肝，肝不散精，则气滞而为积聚。肝脏主血，血随气而运行，肝气一滞，则血亦滞而为瘀，乃厥阴之为病也。荆芥辛温，以达肝木之气，则病愈矣。其除湿疸者，以疸成乎湿，荆芥温而兼辛，辛入肺而调水道，水道通则湿疸自除矣。今人炒黑，则变为燥气而不能达，失其辛味而不能发，且谓为产后常用之品，味甚。

仲氏曰：鼠瘘系恶疾，诸家绝少验方，惟隐庵即于《本经》得用药之法，又于《内经·骨空论》中得灸刺之法，见《类辩》。

其所著《针灸秘传》，更利于病，乾隆时已散失，琢崖惜之。又曰：荆芥治鼠瘘等症，人皆语焉不详，惟隐庵见药知性，见病知源，故言之有物。若《经读》所参，不过从气味解到厥阴，从寒热悟到少阳，从少阳、厥阴拍合荆芥之主治，然而诠释至此，固已煞费苦心矣。又曰：《经读》言饮食入胃，肝不散精为病，其病因亦有与荆芥相宜者，在人领会。

贝母

气味辛平，无毒。主治伤寒烦热，淋沥邪气，疝瘕，喉痹，乳难，金疮风痉。贝母，《尔雅》名莔，《国风》名蝱，河中、荆襄、江南皆有，惟川蜀出者为佳。其子在根下，内心外瓣，其色黄白，如聚贝子，故名贝母。

《崇原》 贝母川产者味甘淡，土产者味苦辛。《本经》气味辛平，合根苗而言也，根形象肺，色白味辛。生于西川，清补肺金之药也。主治伤寒烦热者，寒邪在胸，则为烦为热，贝母清肺，故胸中之烦热可治也。淋沥邪气者，邪入膀胱，不能随太阳而出于肤表，则小便淋沥，贝母通肺气于皮毛，故淋沥邪气可治也。疝瘕乃肝木受病，治疝瘕，金平木也。喉痹乃肺窍内闭，治喉痹，通肺气也。乳难乃阳明津汁不通，金疮风痉乃阳明经脉受伤，贝母色白味辛，禀阳明秋金之气，内开郁结，外达皮肤，故皆治之。

《经读》 贝母气平味辛，气味俱属于金，为手太阴、手阳明药也。其主伤寒烦热者，取西方之金气以除酷暑，《伤寒论》以白虎汤命名，亦此义也。其主淋沥邪气者，肺之治节行于膀胱，则邪热之气除而淋沥愈矣。疝瘕为肝木受病，此则金平木也。喉痹为肺窍内闭，此能宣通肺气也。乳少为阳明之汁不通，金疮为阳明之经脉受伤，风痉为阳明之宗筋不利，贝母清润而除热，所以统治之。今人以之治痰嗽，大失经旨。且李士材谓：贝母主燥痰，半夏主湿痰，二物如冰炭之反。皆臆说也。[批] 议论超卓。

仲氏曰：川贝、半夏，清理金土之气以化邪，邪化则痰不生，故半贝丸治疟有效。

苍耳子

气味甘温，有小毒。主治风头寒痛，风湿周痹，四肢拘挛痛，恶肉死肌，膝痛。久服益气。《诗》云卷耳，《本经》名葈耳，处处有之。七八月开细白花，结实如妇女珥珰外壳，坚韧刺毛密布，生青熟黄，中列两仁，其色黄白，嫩苗熟食，可以救饥，其仁炒去皮，研为面，可作烧饼食。[批] 痹由风寒湿来者，《本经》必先点明。余仿此。

《崇原》 苍耳，《本经》名葈耳，该茎叶而言也。今时用实，名苍耳子。子内仁肉，气味甘温，外多毛刺，故有小毒，花白实黄。禀阳明燥金之气。金能制风，故主治风头寒痛，谓头受风邪为寒为痛也。燥能胜湿，故主治风湿周痹，四肢拘挛痛，谓风湿之邪，伤周身血脉而为痹，淫于四肢而为拘挛疼痛也。夫周痹则周身血脉不和，周痹可治，则恶肉死肌亦可治也。四肢拘挛痛可治，则膝痛亦可治也。久服则风湿外散，经脉流通，故益气。

款冬花

气味辛温，无毒。主治欬逆上气善喘，喉痹，诸惊痫寒热邪气。款冬花，出关中、雍州、华州山谷溪涧间。花开红白，放紫萼于冰雪中，又名款冻。款，至也，谓至冻而花也。又名钻冻，谓钻冰取款冬也。十二月采蕊阴干，其色红白相兼。至灯节后，则毛萼大开，不堪入药。［批］土人谓之看灯花。

《崇原》　款冬生于水中，花开红白，气味辛温，从阴出阳，盖禀水中之生阳，而上通肺金之药也。太阳寒水之气不从皮毛外交于肺，则欬逆上气而善喘，款冬禀水气而通肺，故可治也。厥阴少阳木火之气，结于喉中则为喉痹，款冬得金水之气，金能平木，水能制火，故可治也。惊痫寒热邪气为病，不止一端，故曰诸惊痫寒热邪气，款冬禀太阳寒水之气而上行外达，则阴阳水火之气自相交会，故可治也。

愚按：款冬气味辛温，从阴出阳，主治肺气虚寒之咳喘。《济生方》中用百合、款冬二味为丸，名百花丸，治痰嗽带血，服之有愈者寒嗽也，有不愈者火嗽也。卢子由曰：款冬，《本经》主治欬逆上气，善喘喉痹，因形寒饮冷，秋伤于湿者宜之。若火热刑金，或肺气焦满，恐益销烁矣。

仲氏曰：《崇原》释药性耳，而阴阳五行生化之理，举在其中，以见小道从大道来，不是勉强牵合，款冬主治，上文说完，又恐后学误会上文，因借百花丸及卢子由之言以明其用。

紫菀

气味苦温，无毒。主治欬逆上气，胸中寒热结气，去蛊毒，痿蹙，安五脏。紫菀之根紫色，而其质柔宛，故名紫菀。近道处处有之。三四月布地生苗，本有白毛，其叶二四相连，五六月开黄白紫花，结黑子。其根细而白者白菀，即女菀也。

《崇原》 紫者，黑赤之间色也；黑赤，水火之色也。紫菀气味苦温，禀火气也；其质阴柔，禀水气也。主治欬逆上气者，启太阳寒水之气从皮毛而合肺也。治胸中寒热结气者，助少阴火热之气，通利三焦而上达也。蛊毒在腹属土，火能生土，故去蛊毒。痿躄在筋属木，水能生木，故去痿躄。水火者，阴阳之征兆也，水火交则阴阳合，故安五脏。

知母

气味苦寒，无毒。主治消渴热中，除邪气，肢体浮肿，下水，补不足，益气。知母，《本经》名连母，又名蚔母，又名地参，又名水参。出频河、怀卫、彰德、解州、滁州、彭城诸处。形似菖蒲而柔润，其根皮黄肉白而外毛，以肥大质润者为佳。

《崇原》 知母质性滋润，得寒水之精，故气味苦寒，有地参、水参之名，又名连母、蚔母者。皮有毛而肉色白，禀秋金清肃之气，得寒水之精，而禀秋金之气。须知水之有母也，禀寒水之精，故主治消渴热中。皮外有毛，故除皮毛之邪气。肉厚皮黄，兼得土气，故治肢体浮肿，下水。其云补不足者，补肾水之不足，金生其水也。益气者，益肺气之内虚，土生其金也。

《真传》 土炎燥而皮毛热，知母内资中土之燥，外清皮毛之热。

《经解》 知母气寒，禀水气而入肾；味苦无毒，得火味而入心。肾属水，心属火，水不制火，火烁津液，则病消渴，火熏五内则病热中。其主之者，苦清心火，寒滋肾水也。除邪气者，苦寒之气味，能除燥火之邪气也。热胜则浮，火胜则肿，苦能清火，寒能退热，故主肢体浮肿也。肾者水脏，其性恶燥，燥则开合不利，而水反蓄矣，知母寒滑，滑利关门而水自下也。补不足者，苦寒补寒水之不足也。益气者，苦寒益五脏之阴气也。

《经读》《金匮》有桂枝芍药知母汤，治肢节疼痛，身体尪羸，脚肿如脱，可知长沙诸方，皆从《本经》来也。

仲氏曰：天士惯用清热养阴之品，故知母就苦寒立论，面面俱圆，纵经旨未尽发明，而在《经解》中已为上乘文字。按雍乾之世，六气顺时，不为大害，天士用药，系一时之见地，非万世之法程也，此之谓时手。

栝楼根

气味苦寒，无毒。主治消渴身热，烦满大热，补虚安中，续绝伤。栝楼所在皆有之，三四月生苗，延引藤蔓，七月开花浅黄色，实在花下大如拳，生青，至九月熟黄，形如柿，内有扁子，壳色褐，仁色绿，其根直下生，年久者长数尺，皮黄肉白，入土深者良。《本经》气味主治合根实而概言之，至陶宏景以根名天花粉，又名瑞雪，后人又分实名栝楼，子名瓜蒌仁，功用遂有异同。

《崇原》 栝楼根入土最深，外黄内白，气味苦寒，盖得地水之精气而上达之药也。其实黄色，内如重楼，其仁色绿多脂，性能从上而下。主治消渴身热者，谓启在下之水精上滋，此根之功能也。治烦满大热者，谓降在上之火热下泄，此实之功能也。[批]根能启阴液以上滋于心肺，实能导心肺之气以下行。补虚安中续绝伤，合根、实而言也，水火上下交济，则补虚而安中。藤蔓之药，能资经脉，故续绝伤。

《乘雅》曰：栝楼根，实补虚安中者，热却则中安，亦即所以补液之虚耳。

《类辩》 半夏起阴气于脉外，上与阳明相合而成火土之燥。花粉起阴津于脉中，天癸相合，而能滋其燥金。《伤寒》《金匮》诸方，用半夏以助阳明之气，渴者燥热太过，即去半夏，易花粉以滋之。圣贤立方加减，必推物理所以然。

《经读》 栝楼根气寒，禀天冬寒之水气而入肾与膀胱。味苦无毒，得地南方之火味而入心。火盛烁液则消渴，火浮于表则身热，火盛于里则烦满，大热火盛则阴虚，阴虚则中失守而不安，栝楼根之苦寒清火，可以统主之。其主续绝伤者，以其蔓延能通阴络而续其绝也。实名栝楼，《金匮》取治胸痹，《伤寒论》取治结胸，盖以能开胸前之结也。

瞿麦

气味苦寒，无毒。主治关格诸癃结，小便不通，出刺决痈肿，明目去翳，破胎堕子，下闭血。瞿麦处处有之，根紫黑色，其茎纤细有节，高尺余，开花有红紫粉蓝数色，斑斓可爱，人家多栽莳，呼为洛阳花，结实如燕麦，内有小黑子，其茎叶穗实与麦相似，穗分两歧，故名瞿麦。雷敩曰：只用蕊壳，不用茎叶，若一时同用，令人气噎，小便不禁也。[批] 修园曰：雷敩窃古圣之名，著《雷公炮制》，荒谬难以悉举。惟侣山堂之说最精，见《类辩》。

《崇原》 瞿者如道路通衢，有四通八达之意，麦者肝之谷，有东方发生之意。瞿麦一本直上，花红根紫，禀厥阴少阳木火之气化。苦者火之味，寒者水之性，气味苦寒，乃水生木而木生火也。主治关格诸癃结、小便不通者，厥阴肝木主疏泄，少阳三焦主决渎也。出刺决痈肿者，津液随三焦出气以温肌肉，则肌肉之刺可出，而肌肉之痈肿可决也。明目去翳者，肝通窍于目，肝气和而目明也。破胎堕子者，少阳属肾，肾气泄则破胎堕子。下血闭者，厥阴主肝，肝气通则月事时行而下血闭。

苦参

气味苦寒，无毒。主治心腹结气，癥瘕积聚，黄疸，溺有余沥，逐水除痈肿，补中，明目止泪。苦参，《本经》名水槐，一名地槐，又名苦骨。近道处处有之。花开黄白，根色亦黄白，长五七寸许，叶形似槐，味苦性寒，故有水槐、地槐之名。苦以味名，参以功名，有补益上中下之功，故名曰参。参，犹参也。

《崇原》 苦参气味苦寒，根花黄白，禀寒水之精，得中土之化。水精上与君火相参，故主治心腹结气。参伍于中土之中，故治癥瘕积聚而清黄疸。禀水精则能资肾，故治溺有余沥。苦主下泄，故逐水。苦能清热，故除痈肿。得中土之化故补中。[批]修园曰："补中"二字，取苦以燥脾之义。水之精上通于火之神，故明目止泪。

《百种录》 此以味为治也。苦入心，寒除火，故苦参专治心经之火，与黄连功用相近，但黄连似去心脏之火为多，苦参似去心腑小肠之火为多，则以黄连之气味清，而苦参之气味浊也。

青蒿

气味苦寒，无毒。主治疥瘙痂痒恶疮，杀虱，治留热在骨节间，明目。青蒿处处有之。春生苗，叶极细可食，至夏高四五尺，秋后开细淡黄花颇香，结实如麻子。凡蒿叶皆淡青，此蒿独深青如松桧之色，深秋余蒿并黄，此蒿犹青。其气芬芳，其根白色。春夏用苗叶，秋冬用子根。寇氏曰：青蒿得春最早。［批］青蒿列中品，《纲目》误注下品。

《崇原》 青蒿春生苗叶，色青根白，气味苦寒，盖受金水之精，而得春生之气。主治疥瘙痂痒恶疮者，气味苦寒，苦杀虫而寒清热也。又曰：杀虱者，言不但治疥瘙而且杀虱也。又曰：治留热在骨节间者，言不但治痂痒恶疮，且治留热在骨节间也。禀金水之精，得春生之气，故明目。

石韦

气味苦平，无毒。主治劳热邪气，五癃闭不通，利小便水道。石韦始出华阴山谷，今晋、绛、滁、海、福州、江宁皆有，丛生石旁及阴崖险罅处。其叶长者近尺，阔寸余，背有黄毛，亦有成金星者，凌冬不凋，柔韧如皮，故《别录》名石皮。采处以不闻水声及人声者良。

《崇原》 水草石草，皆主在肾，石韦生于石上，凌冬不凋，盖禀少阴之精气，叶背有金星，有黄毛，乃金水相生，肾上连肺也。主治劳热邪气者，劳热在骨，邪气在皮，肺肾之所主也。五癃者，五液癃闭，小便不利也。石韦助肺肾之精气上下相交，水津上濡，则上窍外窍皆通，肺气下化，则水道行而小便利矣。夫水声泄肾气，人声泄肺气，不闻水声人声者，藏水天之精以助人之肺肾也。［批］此将注内所列《别录》之言一并诠释。

海藻

气味苦咸寒，无毒。主治瘿瘤结气，散颈下硬核痛，痈肿，癥瘕坚气，腹中上下雷鸣，治十二水肿。海藻生东海岛中，今登、莱诸处海中皆有，黑色如乱发，海人以绳系腰，没水取之。

《崇原》 咸能软坚，咸主润下，海藻生于海中，其味苦咸，其性寒洁，故主治经脉外内之坚结。瘿瘤结气，颈下硬核痛痈肿，乃经脉不和而病结于外也；癥瘕坚气，腹中上下雷鸣，乃经脉不和而病结于内也。海藻形如乱发，主通经脉，故治十二经水肿，人身十二经脉流通，则水肿自愈矣。

水萍

气味辛寒，无毒。主治暴热身痒，下水气，胜酒，长须发，止消渴。久服轻身。水萍处处池泽止水中皆有。季春始生，而盛于夏，一叶过宿，即生数叶。叶下有微须，即其根也。叶小而圆，面青背紫。其紫赤若血者谓之紫背浮萍，入药为良。七月收采，置竹筛内，下以盆水映之晒日中，方易干也。

《崇原》 太阳之气根于水中，而外浮于肤表，萍生水中，浮于水面，盖禀太阳之气化。其背紫赤，皆连于水，乃太阳之气根于水中也。盛于暑夏，乃太阳之气升浮而主夏也。气味辛寒者，辛属乾金，太阳如天而合乾，寒本太阳，太阳标阳而本寒也。主治暴热身痒者，风热之邪暴客皮肤，一身苦痒，水萍禀寒水之气，外行肤表，故暴热身痒可治也。下水气者，太阳之气外达皮毛，则膀胱之水气自下也。胜酒者，酒性辛温而慓悍，先行皮肤，水萍辛寒而解热，亦先行皮肤，故能胜酒。长须发者，太阳为诸阳主气而熏肤泽毛，须发长也。得寒水之精气，故止消渴。久服则阴精盛而阳气充，故轻身。

太阳之气出于水中，上与君火相合而主日，水萍下为水映，上为日晒方干，乃太阳之气上下相通，此物理自然之妙用也。

《百种录》 水萍生于水中而能出水上，且其叶入水不濡，是其性能敌水者也。故凡水湿之病，皆能治之，其根不着土而上浮水面，故又主皮毛之疾。

仲氏曰：丹溪谓浮萍发汗甚于麻黄，今观《本经》麻黄有出汗明文，水萍则否。且二物虽皆走表，而寒温异性，主治异宜，无所谓甚也。然则论药不读《本经》不能知药性，不读《崇原》不能通经旨，隐庵可谓神农之功臣矣。

萆薢

气味苦平，无毒。主治腰脊痛强，骨节风寒湿周痹，恶疮不瘳，热气。萆薢处处有之，出川蜀、怀庆者佳。苗引延蔓，茎叶俱青有刺，叶作三叉，花有红黄白数种，亦有无花结白子者，根黄白色，多枝节而硬，故《别录》一名赤节。萆薢犹卑解也，以其专精在根，性引延上，从下解上之义。

《崇原》 凡草本之根荄，坚硬而骨胜者主肾，有刺而藤蔓者走经脉。萆薢骨胜藤蔓，故主治腰脊痛强。骨节风寒而主肾，又治湿痹、周痹而主经脉。苦能清热，故治恶疮不瘳之热气。

白茅根

气味甘寒，无毒。主治劳伤虚羸，补中益气，除瘀血血闭，寒热，利小便。茅草，处处田野有之，春生芽，布地如针，俗谓之茅针，其叶如矛，边有锋棱，又名刀茅。茅有白茅、菅茅、黄茅、香茅、芭茅数种，叶皆相似。白茅根甚洁白，味甘如蔗，其根柔软如筋，故一名地筋。干之夜视有光，故腐则变为萤火。茅叶可以苫盖，及供祭祀苞苴之用。

《崇原》 白茅色白，上[①]刚下柔，根多津汁，味甘气寒，禀土金水相生之气化。主治劳伤羸瘦者，烦劳内伤，则津液不荣于外，而身体羸瘦，茅根禀水精而多汁，故治劳伤羸瘦。补中益气者，中土内虚，则气不足，茅根禀土气而味甘，故补中益气。除瘀血血闭者，肝气内虚，则血不荣经，而为瘀血血闭之证，茅根禀金气而色白，故除瘀血血闭。肺金之气，外达皮毛，则寒热自愈。皮毛之气，下输膀胱，则小便自利。[批]依经直说，虽生冷之药，亦无一义抛荒，都是理气结成，无意为文而文自至。

狗脊

气味苦平，无毒。主治腰背强，机关缓急，周痹，寒湿，膝痛，颇利老人。狗脊出常山川谷，及太行山，淄、青、眉州山野处处有之。茎节如竹有刺，叶圆有赤脉，两两对生，边有锯齿，根形如狗之脊骨，凸凹龙徙，金毛密布。李时珍曰：狗脊有二种，一种根黑色，如狗脊骨，一种有金黄毛，如狗形，皆名狗脊。《本经》一名百枝，以形名也。《别录》一名强膂，一名扶筋，以功名也。

《崇原》 狗脊气味苦平，茎节有刺，根坚似骨，叶有赤脉，

[①] 上：原作"土"，据石印本改。

主利骨节而通经脉之药也。治腰背强，机关缓急，利骨节也。血脉不和，则为周痹，治周痹，通经脉也。曰寒湿者，言痹或因乎寒，或因乎湿，狗脊通经脉，故治寒湿。机关缓急，则膝亦痛，老人精血虚而机关亦不利，狗脊治机关缓急，故颇利老人。

淫羊藿

气味辛寒，无毒。主治阴痿绝伤，茎中痛，利小便，益气力，强志。淫羊藿，出上郡阳山山谷，江东、陕西、泰山、汉中、湖湘间皆有。茎高一二尺，一茎三桠，一桠三叶，叶似杏叶，上有刺，关中呼为三枝九叶草，枝茎细劲，经冬不凋，四月开白花，亦有紫花者。生处不闻水声者良。陶隐居云：西川北部有淫羊，一日百遍交合，盖食此藿所致，因以为名。《唐本草》名仙灵脾，有仙灵脾酒益丈夫，兴阳理腰膝冷。

《崇原》 羊为火畜，藿能淫羊，盖禀水中之天气，而得太阳阳热之气化也。禀水中之天气，故气味辛寒，得太阳之阳热，故主治阴痿绝伤。太阳合膀胱寒水之气，故治茎中痛，利小便。太阳之气，上合于肺，内通于肾，故益气力强志。

淫羊藿禀太阳之气而功能治下，与紫萍禀太阳之气而浮越于肤表者少有不同，故生处不闻水声者良，欲使太阳之气藏于水中而不征现于外也。圣人体察物性，曲尽苦心，学者潜心玩索，庶几得之。

《经读》 淫羊藿气寒，禀天冬水之气而入肾；味辛无毒，得地之金味而入肺。[批]《经读》注云：羊脂拌炒。金水二脏之药，细味经文，俱以补水脏为主。阴者，宗筋也，宗筋属于肝木，木遇烈日而痿，一得气寒之羊藿，即如得甘露而挺矣。绝伤者，络脉绝而不续也。《金匮》云：络脉者，阴精阳气所往来也。羊藿气寒味辛，具水天之气环转运行而能续之也。茎，玉茎也。火郁于中则痛，热者清之以寒，郁者散之以辛，所以主茎中痛也。小便主于膀胱，必假三焦之气化而出。三焦之火盛，则孤阳不化而为溺短、溺闭之症，一得羊藿之气寒味辛，金水相涵，阴气濡布，阳得阴而化，则小便利矣。肺主气，肾藏志。孟夫子云：夫志，气之帅也。润肺之功，归于补肾，其益气力强志之训，即孟夫子善养刚大之训悟之也。第此理难与时医道耳。叶天士云：淫羊藿浸酒，治偏风不遂，水涸腰痛。

仲氏曰：《本经》"淫羊藿气味辛寒"七字，便与太阳标本之气暗合。叶天士有浸酒治偏风不遂、水涸腰痛等语，系从唐人仙灵脾酒脱胎，缘此物辛寒，宜浸酒以助太阳阳热之气化。惜《经解》《经读》但以辛寒补益水气为辞，并不将太阳印证，则是辛寒主治，亦不必专指淫羊藿也。故学者欲知《本经》药性，必读《崇原》。又曰：《经读》为羊藿叙病由，意义层出，源委分明，绝非杜撰可比，是得力于侣山堂者。但《崇原》揭主治之理，语尚质，《经读》陈主治之效，言近夸。羊藿之解，亦犹是也。然学者欲知其所以异，与其所以同，则又不在入门伊始之时，而在造道渐深之候矣。又曰：《本经》淫羊藿主治之病，专在下焦，曾以淫羊藿治之，总无不验，故取《经读》论病之善而存之，盖论病既独有所见，虽与经旨未必尽符，而主治之发明者，亦十得八九矣。

紫葳

气味酸微寒，无毒。主治妇人产乳余疾，崩中癥瘕，血闭，寒热羸瘦，养胎。紫葳处处皆有，多生山中，人家园圃亦或栽之。蔓延木上，高数丈。年久者，藤大如杯，春初生枝，一枝数叶，尖长有齿，自夏至秋花开五瓣，赭黄色，有细点，秋深更赤，今名凌霄花，谓其花之极高也。根花并用。

《崇原》 紫葳延引藤蔓，主通经脉，气味酸微寒，主清血热，故《本经》主治如此。

近时用此为通经下胎之药，仲景鳖甲煎丸，亦用紫葳以消癥瘕，必非安胎之品。《本经》"养胎"二字，当是堕胎之讹耳。

薤白

气味辛苦温滑，无毒。主治金疮疮败，轻身不饥，耐老。薤处处有之。正月发苗，叶状似韭，韭叶中实而扁。有剑脊薤，叶中空似细葱而有棱，气亦如葱。二月开细花，紫白色。一茎一根，根如小蒜，叶青根白，入药只用其根，故曰薤白。与韭白、葱白同一义也。根之色亦有微赤者，赤者苦而不辛，白者辛而不苦，入药以白者为佳。

《崇原》 薤用在下之根，气味辛温，其性从下而上，主助生阳之气上升者也。《金匮》胸痹证，有栝楼薤白白酒汤、栝楼薤白半夏汤、枳实薤白桂枝汤，皆取自下而上、从阴出阳之义。金疮疮败，则皮肌经脉虚寒，薤白辛温，从内达外，故能治之。生阳上升，则轻身不饥耐老。[批]草木头在下，下得地气，上得天气，薤白薤之头也，生阳之气从下而上，故云然。

龙胆

气味苦涩大寒，无毒。主治骨间寒热，惊痫邪气，续绝伤，定五脏，杀蛊毒。龙胆始出齐朐山谷及冤句，今处处有之，以吴兴者为胜。宿根生苗，一窠有根十余条，类牛膝而短，黄白色。其茎高尺余，纤细状如小竹枝，花开青碧色，冬后结子，苗便枯，俗名草龙胆。又一种山龙胆，其叶经霜雪不凋，此同类而别种也。

《崇原》 龙胆草根味极苦，气兼涩，性大寒，茎如竹枝，花开青碧，禀东方木气，故有龙胆之名。龙乃东方之神，胆主少阳甲木，苦走骨，故主治骨间寒热。涩类酸，故除惊痫邪气。胆主骨，肝主筋，故续绝伤。五脏六腑，皆取决于胆，故定五脏。山下有风曰蛊，风气升而蛊毒自杀矣。

仲氏曰：《本经》凡言寒热，各有所主，惟《崇原》尽从药性辨别出来，他症亦然，所以遵用极验。

黄芩

气味苦寒，无毒。主治诸热黄疸，肠澼泄痢，逐水下血闭，恶疮疽蚀，火疡。黄芩《本经》名腐肠，又名空肠，又名妒妇，谓外皮肉而内空腐，妒妇心黯，黄芩心黑同也。出川蜀及陕西、河东近道皆有。芩者，黔也，黑色也，其根黑而黄故曰黄芩。

《崇原》 黄芩味苦，色黄内空，能清肠胃之热，外肌皮而气寒，能清肌表之热，乃手足阳明兼手太阴之药也。主治诸热黄疸、肠澼泄痢者，言诸经之热，归于胃土而为黄疸，归于大肠而为泄痢，黄芩中空，主清肠胃之热，故能治之。肠胃受浊，得肺气通调，则水津四布，血气运行，逐水下血闭者，黄芩外肌皮而清肌表，肌表清则肺气和而留水可逐，血闭自下矣。火热之气留于肌肉皮肤，则为恶疮疽蚀。恶疮疽蚀，名曰火疡，黄芩治之，清肌表也。[批] 肺气内行外达，黄芩主清肠胃、肌表之热，俾肺气得以伸其权。

《经读》 黄芩中空似肠胃，其主诸热者，指肠胃诸热病而言也。仲景于少阳经用之，于心下悸易茯苓，于腹痛易芍药，又于《本经》言外别有会悟也。[批] 修园曰：恶疮疽蚀火疡为肌肉之热毒，阳明主肌肉，泻阳明之火即所以解毒也，此可与《真传》互相发明矣。

《真传》 今之治伤寒者，必用黄芩清热，谓小柴胡汤有黄芩也。夫既病伤寒，其身必热，而热有皮毛、肌腠、经脉之不同，更有寒热相兼，假热真寒之各异。必审其内外皆热，胃气未虚，外不涉于毫毛，内不涉于经脉，斯时以黄芩清热，有彻内彻外之功。若泛泛然举手便用，其种祸不知几许矣。《伤寒论》云：反与黄芩汤彻其热，腹中应冷，当不能食，戒之也。

仲氏曰：《经解》以黄芩为心肺之主药，改苦寒曰苦平，心热肺热，概以黄芩清之，误亦不小。又曰：黄芩与黄连、黄柏，皆气寒味苦色黄，主治大略相似，然相似之中，有不相似者在。惟《崇原》能辨三黄之主治异宜。又曰：黄芩得《崇原》《经读》两解，俨如暗室置灯，后录《真传》以警世之执迷不悟者。

藁本

气味辛温，无毒。主治妇人疝瘕，阴中寒肿痛，腹中急，除风头痛，长肌肤，悦颜色。藁本始出崇山山谷，今西川、河东、兖州、杭州山中皆有。根似芎䓖而轻虚，味麻不堪作饮，正月二月采根，曝干三十日成。

《崇原》 藁，高也。藁本始生崇山，得天地崇高之气，禀太阳标本之精。味辛能通，气温能行，故下治妇人疝瘕，阴中寒肿痛，中治腹中拘急，上除风头痛，盖太阳之脉本于下，而上额交巅，出入于中上也。太阳阳气有余，则长肌肤，悦颜色。

百合

气味甘平，无毒。主治邪气腹胀心痛，利大小便，补中益气。百合近道山谷处处有之。三月生苗，高二三尺，一茎直上，叶如竹叶，又似柳叶，四向而生，五月茎端开白花芬芳，六出四垂向下，昼开夜合，故名夜合花。其根如蒜，细白而长，重叠生二三十瓣，煮食甘美。取瓣分种，如种蒜法。一种花红不四垂者，山丹也。一种花红带黄而四垂，上有黑斑点，其子黑色结在枝叶间者，卷丹也。其根皆同百合，皆可煮食而味不美。盖一类三种，惟白花者入药，余不可用。

《崇原》 百合色白属金，味甘属土，昼开夜合，应天道之昼行于阳夜行于阴，四向六合，应土气之达于四旁。主治邪气腹胀心痛者，邪气下乘于脾，则地气不升而腹胀，邪气上乘于肺，则天气不降而心痛。盖腹者脾之部，肺者心之盖也。利大小便者，脾气上升，肺气下降，则水津四布，糟粕运行矣。补中者补脾，益气者益肺也。

《类辩》 百合色白气平，其形象肺，能助呼吸之开阖，故主邪气腹胀心痛，盖气行则邪散而胀痛解矣。主利大小便者，气化则出也。主补中益气者，气之发原于中也。

仲氏曰：百合形象肺，《金匮》用治百合病，以百脉朝于肺也，故病与药同名。修园谓长沙诸方，皆上古相传之经方，至斯益信。又曰：修园以百合一两、乌药三钱，名百合汤，治气郁心口痛多验。又以百合汤半剂，加蒌皮、贝母各三钱，薤白八钱，白蔻一钱五分，治胸痹而痛亦验。此皆因辛热不效，而用二方。一自海坛得来，一自真传参出，君以百合，效有明征，可见用药能体《本经》者，无不动中机窍。

干姜

气味辛温，无毒。主治胸满欬逆上气，温中止血，出汗，逐风湿痹，肠澼下痢，生者尤良。干姜用母姜晒干，以肉厚而白净结实明亮如天麻者为良，故又名白姜。临海、章安、汉温、池州诸处皆能作之，今江西、浙江皆有，而三衢、开化者佳。

《崇原》 太阴为阴中之至阴，足太阴主湿土，手太阴主清金，干姜气味辛温，其色黄白，乃手足太阴之温品也。胸满者，肺居胸上，肺寒则满也。欬逆上气者，手足太阴之气不相通贯，致肺气上逆也。温中者，言干姜主治胸满欬逆上气，以其能温中也。脾络虚寒则血外溢，干姜性温，故止血也。出汗者，辛以润之，开腠理而致①津液通气也。逐风湿痹者，辛能发散也。肠澼下痢，乃脾脏虚寒，《伤寒论》云：脾气孤弱，五液注下，下焦不阖，状如豚肝。干姜能温脾，故治肠澼下痢。生者尤良，谓生用则性味不减，治病尤良。[批]一本云：生姜能宣达胃气，用之尤良。

按：《神农本经》只有干姜、生姜而无炮姜，后人以干姜炮黑谓之炮姜。《金匮要略》治肺痿，用甘草干姜汤，其干姜亦炮。盖姜味本辛，炮则辛味稍减，与肺痿相宜，并主治产后血虚身热，及里寒吐血、衄血、便血之证。若炮制太过，本质不存，谓之姜炭，其味微苦不辛，其质轻浮不实，功能更不及炮

---

① 致：据《本草崇原》补。

姜。如用炮姜，必须三衢、开化之母姜，始为有力。今药肆中多以伤水变味之生姜，晒干炮用，则有名无实矣。

《经读》　干姜气温，禀厥阴风木之气，若温而不烈，则得中和之气而属土也；味辛得阳明燥金之味，若辛而不偏，则金能生水而转润矣。故干姜为脏寒之要药也。胸中者，肺之分也，肺寒则金失下降之性，气壅于胸中而满也，满则气上，所以欬逆上气之症生焉，其主之者，辛散温行也。中者，土也，土虚则寒，而此能温之。止血者，以阳虚阴必走，得暖则血自归经也。出汗者，辛温能发散也。逐风湿痹者，治寒邪之留于筋骨也。治肠澼下痢者，除寒邪之陷于肠胃也。以上诸治，皆得力于辛温，如孟子所谓刚大浩然之气，塞乎天地之间也。生则辛味浑全，故又申言曰：生者尤良。即《金匮》治肺痿用甘草干姜汤，自注炮用，以肺虚不能遽受过辛之味，炮之使辛味稍减，亦一时之权宜，非若后世炮黑、炮灰，全失姜之本性也。叶天士亦谓炮黑入肾，何其陋与！

仲氏曰：汤饮必先入胃，胃为燥土，喜凉润而恶辛温，湿土反是，后人只凭胃之喜恶，所以干姜炮淡炮黑，不留余地。又曰：此以气味辛温索解，实与仲景方治为难，于是《经读》变通气味之说，能使干姜不畔①《本经》，亦不畔圣方，议论精确，不似滑稽，宜其高出《经解》也。

生姜

气味辛微温，无毒。久服去臭气，通神明。生姜即母姜所生

---

① 畔：通"叛"。背离，违背。

之子姜。[批]《崇原》有生姜而无经文，此照《经读》增入。

《崇原》 按：桂枝、葛根、柴胡诸汤，并胃逆呕吐、表寒诸证，多用生姜。夫生姜乃老姜所生之子姜，主宣达阳明胃土之气，阳明为太阴之腑，故干姜治脾，生姜治胃。脏腑者，子母之谓也。

《经读》 凡药气温，属厥阴风木；大温为热，属少阴君火；微温禀春初之木气，则专入足少阳胆经也。味辛属阳明燥金，大辛属手太阴肺、手阳明大肠，微辛为土中之金，则专入足阳明胃经也。仲景桂枝汤等，生姜与大枣同用者，取其辛以和肺卫，得枣之甘以养心营，合之能兼调营卫也。真武汤、茯苓桂枝汤用之者，以辛能利肺气，气行则水利汗止。肺为水之上源也。大、小柴胡汤用之者，以其为少阳本经之药也。吴茱萸汤用之者，以其安阳明之气，阳明之气以下行为顺，而呕自止矣。少阴之气，上交于阳明中土，而利亦止矣。凡此之类，《本经》虽未明言，而仲景于气味中独悟其神妙也。久服去臭气通神明者，以臭气为浊阴之气，神明为阳气之灵，言其有扶阳抑阴之效也。今人只知其散邪发汗，而不知其有匡正止汗之功。每于真武汤、《近效》白术汤，辄疑生姜而妄去之，皆读书死于句下之过也。又病家每遇方中有生姜，则曰素有血疾，或曰曾患眼赤及喉痹等症，不敢轻服，是亦自置死地也，又何怨哉！

仲氏曰：《经读》诠释生姜，结出病家陋习，尤足以振聩发聋。又曰：生姜宣通阳明胃气，胃气宣通，便有日暖风和气象，故与少阳相宜。《经读》因"微温"二字，断为少阳本经之药，则犯实矣。

赤小豆

气味甘酸平，无毒。主下水肿，排痈肿脓血。赤豆，出江淮间，今关西、河北、汴、洛皆有。夏至后下种，苗科高尺许，枝叶似豇豆，至秋开花，淡银褐色，有腐气，结荚长二三寸，皮色微白带红，豆如绿豆而色赤，可作粥饭，煮熟署黯可作香豉，入药以紧小而赤黯者为良。

豆，谷类也。赤小豆乃赤豆之小者。今药肆中不知以何物草子赤黑相间者伪充赤小豆，其谬已甚。夫既名为豆，岂可于谷外求之耶！［批］《金匮》赤小豆当归散，小豆浸令芽出曝干。［批］赤黑相间者，俗名红黑豆，即蒱草子也，不入药。

《崇原》 赤豆煮熟，其味则甘，生时其气微酸，故曰甘酸平。豆者，水之谷也，其性下沉，是主从上而下，由外而内；色赤属火，又主从下而上，由内而外。《本经》主下水肿，乃从上而下，由外而内也；排痈肿脓血，乃从下而上，由内而外矣。［批］研末外敷，作汤内服。

大豆黄卷

气味甘平，无毒。主治湿痹筋挛，膝痛，不可屈伸。黑大豆水浸出芽，约五寸长，使干之，名为黄卷。李时珍曰：一法壬癸日以井花水浸大豆，候生芽取皮阴干用。

《崇原》《金匮》薯蓣丸治虚劳不足，风气百疾，内用大豆黄卷，义可知矣。

白薇

气味苦咸平，无毒。主治暴中风，身热肢满，忽忽不知人，狂惑邪气，寒热酸疼，温疟洗洗，发作有时。白薇，《本经》名春生，出陕西及舒、滁、润、辽诸处。其根黄白色，类牛膝而短小，柔软可曲者白薇也，坚直易断者白前也。《乘雅》云：根似牛膝而细长尺许，色黄微白，芳香袭人者，白薇也；色白微黄折之易断者，白前也。

《崇原》 凡草木皆感春气而生，惟《本经》号白薇为春生，谓其能启水天之精气，随春气而生升也。其味苦咸，咸者水也，苦者火也，禀太阳寒水之气在下，标阳之气在上也。根色黄白，又得阳明秋金之气，而秋金之气，合肺气于皮毛，亦太阳之所主也。太阳标阳之气，行于肌表，故主治暴中风。太阳寒水之气，周于一身，故主治身热肢满。风邪淫于四末也，忽忽眩晕貌，忽忽不知人，风邪行于头目也。夫风者，百病之长，善行数变。狂惑邪气，风淫血分而涉于心包矣；寒热酸痛，风淫肌腠而涉于经脉矣。白薇禀秋金之气，故治诸风之变证。先热后寒，名曰温疟。温疟洗洗，如水洒身之寒也，温疟发作有时。白薇禀寒水之气上行外达，故治温疟，又得太阳之标阳，故治温疟之洗洗。

仲氏曰：白薇之性用，尽于《崇原》，而功效之神速，无过《金匮》竹皮大丸、《伤寒》《小品》二加龙骨汤。所以《本经》白薇之良，非《别录》白前之比也。按：《外台》集方，《小品》居多，见原叙。

败酱

气味苦平，无毒。主治暴热火疮赤气，疥瘙疽痔，马鞍热气。败酱，俗名苦菜，处处原野皆有，春初生苗，深冬始凋。野人多食之。

《崇原》 败酱味苦性寒，故主治暴热火疮赤气，而疥瘙疽痔、马鞍热气，皆为火热之病。马者，火之畜也。《金匮》方有薏苡附子败酱散，亦主肠痈而消热毒。

仲氏曰：火疮等症，能食者多，以此物为菜甚善。

白鲜根皮

气味苦寒，无毒。主治头风，黄疸，欬逆，淋沥，女子阴中肿痛，湿痹，死肌，不可屈伸、起止行步。白鲜出河中、江宁、滁州、润州皆有之，以川蜀者为胜。苗高尺余，茎青，叶稍白，四月开花紫白色，根皮白色，根心内实，其气腥膻。

《崇原》 白鲜臭腥色白，气味苦寒，禀金水之精，而治风热之证。主治头风，金能制风也；治黄疸，水能清热也。禀金气而益肺，故治欬逆；禀水气而益膀胱，故治男子之淋沥，女子之阴中肿痛。燥气属金，故治湿痹之死肌；水气主骨，故治骨属不可屈伸，及不可起止行步。

蓼实

气味辛温，无毒。主治明目，温中，耐风寒，下水气，面浮肿，痈疡。蓼近水滨及下湿处皆有。其类甚多，有青蓼、香蓼、水蓼、马蓼、紫蓼、赤蓼、木蓼七种，又一种味极辛辣，谓之辣蓼，今时浸水和面罨曲是为神曲，又取燥末拌糯米饭一团作酵造酒，而诸蓼与实用之者鲜矣。

仲氏曰：诸蓼总名水蓼，资生于水土相交之处，一茎直上，其性主升，至大火西流，稍杪结实，上极而下，其性又主降，气味辛温，得太阳之标气。辣蓼辛热，尤耐风寒，择用俱验，或作汤剂，或以白酒煮，或拌糯米炒熟作粉，各视体气病情而与之。尚有一种旱蓼，茎叶高大如葵，仅可点缀园亭，不入药。

薇衔

气味苦平，无毒。主治风湿痹，历节痛，惊痫吐舌，悸气，贼风，鼠瘘，痈肿。薇，音眉。

薇衔生汉中川泽及冤句、邯郸。丛生，叶似茺蔚有毛，赤茎。《本经》名糜衔，一名鹿衔。言糜、鹿有疾，衔此草即瘥也，又名吴风草。李时珍曰：按郦道元《水经注》云，魏兴锡山多生薇衔草，有风不偃，无风独摇，则吴风当作无风，乃通。

《崇原》 按《月令》五月鹿角解，十一月糜角解，是糜、鹿有阴、阳之分矣。此草禀少阴水火之气，是以糜鹿咸宜，犹乌药之治猫狗也。《素问》：黄帝问曰：有病身热，懈惰，汗出如浴，恶风少气，此为何病？岐伯曰：病名酒风。治之以泽泻、术各三分，糜衔五分，合以三指撮，为后饭。［批］后饭，先服药也。此圣方也，而后世不知用之，诚缺典矣！

土瓜根

气味苦寒，无毒。主治消渴内痹，瘀血月闭，寒热酸疼，益气愈聋。土瓜，《本经》名王瓜，俗名野甜瓜。《月令》云四月王瓜生，即此瓜也。始生鲁地平泽田野及人家墙垣篱落间，四月生苗延蔓，其蔓多须，叶如栝楼叶，但无叉缺，有毛刺，五月开黄花，花下结子，熟时赤如弹丸。根如栝楼根之小者，须掘深二三尺乃得正根，三月采根，阴干候用。

《崇原》 愚按：土瓜非世俗所食之王瓜，又非世俗所食之甜瓜。《本经》虽有其名，今人未之识也。因仲景《伤寒论》有土瓜根为导之法，故存之。琢厓曰：按《月令》所谓王瓜者，蔓延而生，茎叶上皆有细毛，其叶圆而上尖，一叶之下辄有一须，遇草木茎叶即能缠绕，六七月开花，色黄，五瓣，花下带长即其实也。吾杭甚多，凡旷野隙地皆有。民间往往认作栝楼，故高子以为今人未之识耳。[批]后首琢厓所称高子即士宗也。因知士宗为隐庵纂集《崇原》，亦附以己意，当不仅此处"愚按"一条。要之，两先生志同道合，高之言即张之言，不必强为辨别。

厚朴

气味苦温，无毒。主治中风，伤寒头痛寒热，惊悸，气血痹，死肌，去三虫。厚朴取其木质朴而皮厚以命名，一名烈朴，又名赤朴，谓其性辛烈而色紫赤也。洛阳、陕西、江淮、河南、川蜀山谷中往往有之，近以建平、宜都及梓州、龙州者为上。木高三四丈，径一二尺，肉皮以色紫油润者为佳。春生叶如槲叶，四季不凋，五六月开红花，结实如冬青子，生青熟赤，实中有核，其味甘美。厚朴之实别名逐折。《别录》云：主疗鼠瘘，明目益气。

《崇原》 厚朴气味苦温，色赤性烈，花实咸红，冬不落叶，肉厚色紫，盖禀少阳木火之精，而通会于肌腠者也。主治中风伤寒头痛寒热者，谓能解肌而发散也。助木火之精气，故能定心肝之惊悸也。气血痹者，津液随三焦出气以温肌肉，肝主冲任之血，充肤热肉，痹则气血不和于肌腠，厚朴气温色紫，能解气血之痹而活死肌也。去三虫者，三焦火气内虚则生虫，厚朴得少阳之火化，而三虫自去矣。

愚按：厚朴色赤性烈，生用则解肌而达表，禀木火之气也；炙香则运土而助脾，木生火而火生土也。《金匮》方中厚朴大黄汤，用厚朴一尺，取象乎脾也。[批]一尺取象之说，得其意而已，不可拘泥。按脾长五寸，汉时厚朴一尺，今亦不过五寸。

《经读》 厚朴气温，禀木气而入肝，味苦无毒，得火味而入心。然气味厚而主降，降则温而专于散，苦而专于泄，故所主皆为实证。中风有便溺阻隔症，伤寒有下之微喘症，有发汗后腹胀满症，大便硬症，头痛有浊气上冲症，俱宜主以厚朴也。至于温能散寒，苦能泄热，能散能泄，则可以解气逆之惊悸。能散则气行，能泄则血行，故可以治气血痹及死肌也。三虫本湿气所化，厚朴能散而泄之，则三虫可去也。宽胀下气，经无明文，仲景因其气味苦温而取用之，得《本经》言外之旨也。[批]《本经》不为仲景《论》《略》经方而设，《经读》以《论》《略》经方解《本经》主治，反似《论》《略》为《本经》而设者，妙甚。惟于厚朴形性并不考求，猥①云宽胀下气，经无明文，殊嫌孟浪矣。

———

① 猥：副词，苟，随便。

黄檗

气味苦寒，无毒。主治五脏肠胃中结热，黄疸，肠痔，止泄痢，女子漏下赤白，阴伤蚀疮。檗音百，俗作黄柏，省笔之讹。

黄檗木出汉中山谷及永昌、邵陵、房商、山东诸处，今以蜀中出者，皮厚色深为佳。树高数丈，叶似紫椿，经冬不凋，皮外白里深黄色。入药用其根，结块如松下茯苓。

《崇原》 黄檗气味苦寒，冬不落叶，禀太阳寒水之精，皮厚色黄，质润稠黏，得太阴中土之化。盖水在地之下，水由地中行，故主治五脏肠胃中之结热、黄疸、肠痔。治结热者，寒能清热也；治黄疸、肠痔者，苦能胜湿也；止泄痢者，先热泄而后下痢，黄檗苦寒能止之也。女子漏下赤白，阴伤蚀疮，皆湿热下注之病，苦胜湿而寒清热，故黄檗皆能治之也。［批］所在所由如是，是即黄檗之方向也。先定方向，再叙功能，自不至揄扬失实。

以上主治，皆正气无亏，热毒内盛，所谓下者举之，结者散之，热者寒之，强者泻之，各安其气，必清必静，则病气衰去，归其所宗，此黄檗之治，皆有余之病也。如正气稍虚，饮食不强，便当禁用。［批］此段申言黄檗最能清热。

愚按：黄檗禀寒水之精，得中土之化，有交济阴阳、调和水火之功，所治至广。而《珍珠囊药性》云：黄檗疮用，一言蔽之。后人徒事歌括者，信为疮药而已，其曰珍珠，殆以鱼目欺世尔。［批］此段辨明黄檗不专治疮。

《经读》 黄檗气寒，禀天冬寒之水气；味苦无毒，得地南方之火味；皮厚色黄，得太阴中土之化。五脏为阴，凡经言主五脏者，皆主阴之药也。治肠胃中热结者，寒能清热也。治黄疸、肠痔者，苦能胜湿也。止泄痢者，湿热泄痢，唯苦寒能除之，而且能坚之也。女子胎漏下血，因血热妄行，赤白带下，及阴户伤蚀成疮，皆因湿热下注，黄檗寒能清热，苦可燥湿，所以主之。然皆正气未伤，热毒内盛，有余之病，可以暂用，否则不可姑试也。

凡药之燥者未有不热，而寒者未有不湿，黄檗于清热之中，而兼燥湿之效。

仲氏曰：《伤寒论》栀子檗皮汤在阳明篇，白头翁汤在厥阴篇，二方药味无多，皆用黄檗。《俗解》云：黄檗泻膀胱相火，为足太阳引经。然而太阳方中，并无此味，经论犹在，曷为舍其旧而新是谋，如吴仪洛之《本草从新》，岂非弄巧反拙。

栀子

气味苦寒，无毒。主治五内邪气，胃中热气，面赤，酒疱渣鼻，白癞赤癞，疮疡。卮，酒器也，栀子象之，故名，俗作栀，《本经》谓之木丹，《别录》谓之越桃。今南方及西蜀州郡皆有之。木高七八尺，叶如李，厚而深绿，春荣夏茂，凌冬不凋，五月花开，花皆六出，洁白芬芳，交秋结实如诃子状，生青熟则黄赤，其中仁穰亦红赤。入药宜用山栀子，皮薄而圆小，刻房七棱至九棱者为佳。李时珍曰：蜀中有红栀子，花烂红色，其实染物亦赭红色。

《崇原》 栀子气味苦寒，其色黄赤，春荣夏茂，凌冬不凋，盖禀少阴之气化，少阴寒水在下，而君火在上也。花多五瓣，而栀花六出，六者水之成数也，梢杪结实，味苦色赤，房刻七棱九棱，是下禀寒水之精，而上结君火之实。主治五内邪气、胃中热气者，禀寒水之精而治热之在内也。面赤、酒疱渣鼻、白癞、赤癞、疮疡者，结君火之实而治热之在外也。栀子能启寒水之精，清在上之火热，复能导火热之气以下降者如此。栀子生用能起水阴之气上滋，复导火热以下行，若炒黑则但从上而下不能起水阴以上滋，故仲祖栀子豉汤生用不炒，有交姤水火、调和心肾之功，而后人妄言栀子生用则吐，炒黑则不吐，且以栀子豉汤为吐剂，昧甚！夫不参经旨，以讹传讹，如栀子类者不少矣。

《经读》 栀子气寒，禀水气而入肾；味苦，得火味而入心。五内邪气，五脏受热邪之气也。胃中热气，胃经热烦，懊侬不眠也。心之华在面，赤则心火盛也。鼻属肺，酒疱渣鼻，金受火克而色赤也。白癞为湿，赤癞为热，疮疡为心火。栀子下禀寒水之精，上结君火之实，能起水阴之气上滋，能导火热之气下行，故统治以上诸症。[批]《崇原》先述药之本来面目，《经读》又详病之本来面目。惟生用之，气性尚存，若炒黑则为死灰无用之物矣。仲景栀子豉汤用之者，取其交姤水火、调和心肾之功。加香豉以引其吐，非栀子能涌吐也。[批]虽加香豉，亦或吐，或不吐。俗本谓栀子生用则吐，炒黑则不吐，何其陋与。

仲氏曰：五月感一阴之气，生花六出，天一生水，地六成之，是为水之成数。梢杪结实，其性主降。下文至七棱九棱，合着地二生火、天七成之，地四生金、天九成之之义。金气清凉，又与寒水相应。故仲师云：旧有微溏者勿用，此皆从栀子本来面目，勘破机关，非若他书之泛言宜忌也。或曰：诠解至是，可谓深切著明，但恐后学畏难，将如凿柄奈何？曰：大匠不为拙工改废绳墨。隐庵之意在明药性，如因畏难而舍性言用，则用之无本，便多窒碍，读隐庵原叙自知。又曰：《经读》言栀子豉汤以香豉引其吐，然亦未必吐也，故仲景原文无"吐"字。

杏仁

气味甘苦温，冷利，有小毒。主治欬逆上气，雷鸣，喉痹，下气，产乳，金疮，寒心奔豚。杏叶似梅，二月开淡红花，五月实熟。有数种：赭色而圆者名金杏，甘而有沙者名沙杏，黄而带酢者名梅杏，青而带黄者名柰杏，入药用苦杏。[批]汤泡去皮尖。双仁者大毒，勿用。

《崇原》 杏仁气味甘苦，其实苦重于甘，其性带温，其质冷利。冷利者，滋润之意也。主治欬逆上气者，谓杏仁苦降温行，能利肺气，肺气利而欬逆上气自平矣。[批]杏仁主治之病，皆起于肺气不利，病属有余，设与肺气无关，便非杏仁的候。邪在大肠则雷鸣，肺窍不利则喉痹。下气者，谓杏仁质润下行，主能下气，气下而雷鸣、喉痹皆愈矣。产乳者，产妇之乳汁也，生产无乳，杏仁能通之。金疮者，金刃伤而成疮也，金伤成疮，杏仁能敛之。[批]肺金之气行，而后乳汁能通，金疮能敛。寒心奔豚者，肾脏水气，凌心而寒，如豚上奔，曷为以杏仁治肺？盖肺者金也，金为水之母，母能训子逆，肺气下行，水逆自散矣。

《经读》 杏仁气味甘苦，其实苦重于甘，其性带温，其质冷利。冷利者，滋润之意也。"下气"二字，足以尽其功用。肺实而胀，则为欬逆上气。雷鸣喉痹者，火结于喉为痹痛，痰声之响如雷鸣也，杏仁下气，所以主之。气有余便是火，气下即火下，故乳汁可通，疮口可合也。心阳虚，则寒水之邪自下上奔，犯于心位。杏子有下气之功，伐寒水于下，即所以保心阳于上也。凡此皆治有余之症，若劳伤咳嗽之人，服之必死。时医谓产于叭哒者味纯甘可用，而不知纯甘非杏仁之正味。既无苦降之功，徒存其湿以生痰，甘以壅气，阴受其害，至死不悟，惜哉！

仲氏曰：其质冷利，故下气，肺主气，故治欬逆，欬逆上气，由肺气不得下行，未至实而胀也，肺与大肠相表里，水气相抟，则大肠雷鸣，非痰声之切响也，所以杏仁可治。如果肺实而胀，痰作雷鸣，又当于《论》《略》中求治法，《经读》特未明言。

桃仁

气味苦甘平，无毒。主治瘀血，血闭，癥瘕邪气，杀小虫。桃，种类颇多，惟山中野毛桃，即《尔雅》所谓榹桃者，小而多毛，核黏味恶，其仁充满多脂，可入药用。

《崇原》 桃仁、杏仁，味俱甘苦，杏仁苦胜，故曰甘苦，桃仁甘胜，故曰苦甘。桃色先青后紫，其味甘酸，禀木气也。其仁微苦涌泄，故主疏肝。主治瘀血血闭，疏肝气也。癥瘕邪气，乃血与寒汁沫留聚于肠胃之外，凝结而为癥瘕，即邪气所倚伏也。桃仁疏肝，肝气和平，则癥瘕邪气自散矣。杀小虫者，厥阴风胜则生虫，虫为阴类，肝气疏通，则阴类无所容而自杀矣。

《素问》五果所属，以桃属金，为肺之果。后人有桃为肺果，其仁治肝之说。愚按：桃味酸甘，其色生青熟紫，并无金体。窃疑《素问》之桃，乃胡桃也，俗名核桃，外壳内白，庶几似之。若谓桃，则惟毛桃仁之桃，皮色白有毛，余俱无矣。生时肉青白，熟则紫矣。若以外核内仁当之，则杏梅未始不如是，献疑于此，俟后贤正之。

《经读》 桃仁气平为金气，味苦为火味，味甘为土味，所以泻多而补少者，以气平主降，味苦主泄，甘味之少，不能与之为敌也。

《百种录》 桃得三月春和之气以生，而花色最鲜明似血，故凡血郁血结之疾，不能调和畅达者，此能入于其中而和之散之。然其生血之功少，而去瘀之功多者，何也？盖桃核本非血类，故不能有所补益，若瘀瘕皆已败之血，非生气不能流通，桃之生气，皆在于仁，而味苦又能开泄，故能逐旧而不伤新也。
［批］论极明通，可于侣山堂分席。

仲氏曰：《素问》以敷和、升明、备化、审平、静顺为五纪，李、杏、枣、桃、栗为五果。胡桃古亦名桃，小者野生，大者家种。若《素问》之桃，隐庵集注以毛桃作解，兹复疑为胡桃，似甚有理。惟《本经》桃仁，及经方桃核承气之类，所用皆毛桃仁，非胡桃也。胡桃经方所无，时方始有。又曰：《经读》桃仁在下品，《本经》与杏仁同列中品，杏仁利气，桃仁去瘀，皆为《论》《略》方中所常用。且杏仁冷利，有小毒，桃仁并无小毒，故位置仍仿《本经》。

桃胶

气味苦平，无毒。炼服保中不饥，忍风寒。《别录》。附。桃茂盛时以刀割树皮，久则胶溢出采收，以桑灰汤浸过晒干用。

乌梅

气味酸温平涩，无毒。主治下气，除热烦满，安心，止肢体痛，偏枯不仁，死肌，去青黑志，蚀恶肉。志，痣同。

　　梅实将熟时，采微黄者，篮盛于突上熏黑。若以稻灰淋汁润湿，蒸过，则肥泽不蛀。

　　《崇原》　梅花放于冬而实熟于夏，独得先春之气，故其味酸，其气温平而涩，涩附于酸也。主下气者，得春生肝木之味，生气上升，则逆气自下矣。[批]乌梅丸所以为厥阴首方。除热烦满者，禀冬令水阴之精，水精上滋，则烦热除而胸膈不满矣。安心者，谓烦热除而胸膈不满，则心气亦安。[批]《金匮》以乌梅丸治蛔上入膈而虚。肢体痛，偏枯不仁死肌，皆阳气虚微，不能熏肤充身泽毛，若雾露之溉。梅实结于春而熟于夏，主敷布阳气于肌腠，故止肢体痛及偏枯不仁之死肌。阳气充达则其颜光，其色鲜，故去面上之青黑痣，及身体虫蚀之恶肉。

　　愚按：乌梅味酸，得东方之木味，放花于冬，成熟于夏，是禀冬令之水精，而得春生之上达也，后人不体经义，不穷物理，但以乌梅为酸敛收涩之药，而春生上达之义未之讲也，惜哉！

　　《经读》　乌梅气平，禀金气而入肺；气温，禀木气而入肝；味酸无毒，得木味而入肝。味涩即酸之变味也。味胜于气，以味为主。梅得东方之味，放花于冬，成熟于夏，是禀冬令之水精，而得春气之生而上达也。其下气者，生气上达，则逆气自下矣。热烦满，心不安，《伤寒论》厥阴证，以气上撞心、心疼、热等字该之。能下其气，而诸病皆愈矣。脾主四肢，木气克土，则肢体痛；肝主藏血，血不灌溉，则偏枯不仁而为死肌。乌梅能和肝气，养肝血，所以主之。去青黑痣及蚀恶肉者，酸收之味，外治能消痣与肉也。[批]或谓修园每以《崇原》之言为己言，如乌梅之类皆是，文必己出，录旧何为？曰：录旧则下文得解，非比制艺，须忌雷同也。

枳实

气味苦寒，无毒。主治大风在皮肤中，如麻豆苦痒，除寒热结，止痢，长肌肉，利五脏，益气，轻身。枳实出河内、洛西及江湖州郡皆有，近时出于江西者为多。其木如橘而小，高五七尺，叶如橙，多刺，春开白花，结实至秋始成。《周礼》云橘逾淮而北为枳，今江南枳、橘皆有，江北有枳无橘，此是种类各别，非逾淮而变也。七八月采者为枳实，九十月采者为枳壳。愚按：实者，乃果实之通称，言实壳亦在其中矣。

《崇原》 枳实气味苦寒，冬不落叶，禀少阴标本之气化，臭香形圆，花白多刺，穰肉黄白，又得阳明金土之气化。主治大风在皮肤中如麻豆苦痒者，得阳明金气而制风，禀少阴水气而清热也。除寒热结者，禀少阴本热之气而除寒，标阴之气而除热也。止痢长肌肉者，得阳明中土之气也。五脏发原于先天之少阴，生长于后天之阳明，故主利五脏。得少阴之阴，故益气。得阳明之气，故轻身。

仲祖本论有大承气汤，用炙厚朴、炙枳实，小承气汤用生厚朴、生枳实，生熟之间，有意存焉，学者不可不参。

仲氏曰：后人以枳实为破气行痰之品，是不识《本经》也。《本经》尚不能识，况在经方。经方大小承气，其枳朴生熟之辨，见《伤寒集注·阳明篇》。《崇原》论药不论方，故无方论。

枳壳

气味苦酸微寒，无毒。主治风痹淋痹，通利关节，劳气咳嗽，背膊闷倦，散留结胸膈痰滞，逐水消胀满，大肠风，安胃，止风痛。《开宝本草》。附。

　《崇原》　上世本草，只有枳实，至宋《开宝本草》始分枳之小者为枳实，大者为枳壳。愚谓：小者其性藏密而气全，大者其性宣发而气散。或云：大者气足而力虚，小者气不足而力薄。不知气之足也，在于旺时，若过其时则反薄矣。又李东垣云：枳壳缓而枳实速。王好古云：枳壳主高，枳实主下。高者主气，下者主血。未免臆说不经，后学遵而信之，宁无误乎？须知实与壳，其种未始有二也，种既无二，则缓速气血之说，何可分乎！

　仲氏曰：枳实取其小而坚实，大则气散力薄，故曰壳。《本经》与经方皆有实无壳。《开宝本草》始以壳之主治，分别标题。由是医林中人，皆得逞其不经之说，如李东垣、王好古。向无隐庵据经辨驳，则后学称李引王，物性亦无见天之日矣！窃谓枳在时方，可壳可实；枳在经方，宜实不宜壳也。

山茱萸

　气味酸平，无毒。主治心下邪气寒热，温中，逐寒湿痹，去三虫。久服轻身。山茱萸，今海州、兖州、江浙近道诸山中皆有。木高丈余，叶似榆有刺，二月开花白色，四月结实如酸枣，色紫赤，九月十月采实，阴干去核用肉。

　《崇原》　山茱萸色紫赤而味酸平，禀厥阴少阳木火之气化。手厥阴属心包，故主治心下之邪气寒热，心下乃厥阴心包之部也。手少阳属三焦，故温中。中，中焦也，中焦取汁奉心化赤而为血，血生于心，藏于肝，足厥阴肝主之血，充肤热肉，故逐周身之寒湿痹。木火气盛，则三焦通畅，故去三虫。血充肌膝，故久服轻身。

愚按：仲祖八味丸用山茱萸，后人去桂、附，改为六味丸，以山茱萸为固精补肾之药，此外并无他用，皆因安于苟简，不加探讨故也。今详观《本经》，山茱萸之功能主治如此，学者能于《本经》之内，会悟而广其用，庶无拘隘之弊。

《经读》山萸色紫赤而味酸平，禀厥阴少阳木火之气化。手厥阴心包，足厥阴肝，皆属于风木也。手少阳三焦，足少阳胆，皆属于相火也。心下巨阙穴，乃手厥阴心包之募，又心下为脾之分。曰邪气者，脾之邪，实为肝木之邪也。足厥阴肝木，血少气亢则克脾土，并于阳则热，并于阴则寒也。又寒热往来为少阳之病，山萸禀木火之气化，故咸主之。山萸味酸收敛，敛火归于下焦，火在下谓之少火，少火生气，所以温中。山萸味酸入肝，肝主藏血，血能充肤热肉，所以逐周身寒湿之痹。三虫者，厥阴风木之化也，仲景乌梅丸之酸，能治蛔厥，即此物悟出。肝者，敢也，生气生血之脏也。孙真人生脉散中，有五味之酸，能治倦怠而轻身，亦从此物悟出。[批]孙真人即孙思邈，此《经读》教人启悟，言古人之识，亦从悟来。

仲氏曰：《崇原》旨约词该，《经读》又补出未尽之蕴入后。乌梅丸、生脉散等语，是欲以先觉觉后觉，亦非闲文，第修园曾讥生脉散命名不正，须改为参麦散。

吴茱萸

气味辛温，有小毒。主治温中下气，止痛，除湿血痹，逐风邪，开腠理，欬逆，寒热。吴茱萸所在有之，江浙、蜀汉尤多。木高丈余，叶似椿而阔厚，紫色，三月开红紫细花，七八月结实，累累成簇似椒子而无核，嫩时微黄，熟则深紫。多生吴地，故名吴茱萸。九月九日采，阴干。陈久者良，滚水泡一二次，去其毒气用之。

《崇原》 山茱萸、吴茱萸，咸禀木火之气，禀火气故主温中，禀木气故主下气。吴茱萸气温味辛，直达中焦，中焦温而逆气下，则痛自止矣。湿血痹者，湿伤肌腠，致充肤热肉之血凝泣为痹，少阳炎热之气，行于肌腠，肝主冲任之血，澹渗皮肤，则湿血痹可除矣。又曰：逐风邪者，言湿痹可除，而风邪亦可逐，凡此皆辛温之功用也。辛温故开腠理，腠理开则肺病之欬逆，皮肤之寒热皆治矣。

《经读》 吴萸气温，禀春气而入肝；味辛有小毒，得金味而入肺。气温能驱寒，而大辛之味，又能俾肺令之独行而无所旁掣，故中寒可温，气逆可下，胸腹诸痛可止，皆肺令下行，坐镇而无余事。仲景取治阳明食谷欲呕症，及干呕吐涎沫症，从《本经》而会悟于言外之旨也。肺喜温而恶寒，一得茱萸之大温大辛，则水道通调而湿去。肝藏血，血寒则凝而成痹，一得茱萸之大辛大温，则血活而痹除。风邪伤人，则腠理闭而为寒热欬逆诸症，茱萸大辛大温，开而逐之，则欬逆寒热诸症俱平矣。然犹有疑者，仲景用药，悉遵《本经》，而少阴病吐利，手足逆冷，烦躁欲死者，吴茱萸汤主之，二十字与《本经》不符，而不知少阴之脏，皆本阳明水谷以资生，而复交会于中土。若阴阳之气不归中土，则上吐而下利；水火之气不归中土，则下躁而上烦。中土之气内绝，则四肢逆冷而过肘膝，法在不治。仲景取吴茱萸大辛大温之威烈，佐人参之冲和，以安中气，姜、枣之和胃，以行四末，专求阳明，是得绝处逢生之妙。[批]吴茱萸汤共四味，为此症所急需，议论澜翻[1]，确似柯韵伯方论。[批]末句

---

① 澜翻：水势翻腾貌。比喻笔力奔放。

云：张隐庵、叶天士之解俱浅。按：二人但释《本经》一味，并未及方。此《经读》之讹，与《崇原》《经解》无涉，故削去。

仲氏曰：山茱萸、吴茱萸咸禀木火之气，然一则酸平无毒，主治心下邪气寒热，一则辛温有小毒，主治温中下气。此句是纲，下数句是目，未有纲异而目反同者，于禀气而识其异中之同，又于主治而辨其同中之异，则得矣。又曰：阳明燥金不足，阴气逆行，吴茱萸气味辛温，禀木火之气，助燥金之用，所以温中下气。又曰：泛言吴茱萸气味，不论何经，皆说得通，微特肝与肺，肺属上焦，居高而卫外，乃《本经》从温中说起，则立论应主中焦矣。《崇原》随经释药，《经读》因药论方。阳明篇、少阴篇皆有吴茱萸汤。《经读》为少阴证出色写照，而以张隐庵、叶天土之解俱浅一语作收，今删去，以释药与论方不同也。

猪苓

气味甘平，无毒。主治痎疟，解毒蛊疰不祥，利水道。久服轻身耐老。猪苓，始出衡山山谷，及济阴、冤句，今蜀州、习州亦有之。乃枫树之苓也，其皮黑，其肉白而坚实者佳。

任昉《述异记》云：南中有枫子鬼木之老者为人形，亦呼为灵枫，盖瘿瘤也，至今越巫有得者，以之雕刻鬼神，可致灵异。《尔雅正义》云：枫子鬼乃枫木上寄生枝，高二三尺，天旱以泥涂之即雨。《荀伯子临川记》云：岭南枫木岁久生瘿如人形，遇暴雷大雨则暗长三五尺，谓之枫人，则枫为灵异之木可知矣。

琢崖曰：陶宏景谓猪苓是枫树苓。苏颂曰：生土底，不必枫根下始有。李时珍曰：猪苓是木之余气所结，如松之余气结茯苓之理，他木皆有，枫树为多。卢子由曰：木之有余于气与脂者，唯松与枫，松则兼气与脂而咸有余，枫则余气为苓不复余脂为香，余脂为香不复余气为苓，苓与香各禀气与脂之体与用也。合诸说观之，苓虽他木皆有，惟枫树下者入药为良，犹寄生、螵蛸二物，他树亦有，而唯取桑上者入药耳。猪苓形似猪矢，故名。[批]猪苓属中品，他书因《本经》"久服"二字，误与上品茯苓同列。

《崇原》 枫树之瘿，遇雷雨则暗长，以泥涂之即天雨，是禀水精所主之木也。猪苓新出土时，其味带甘，苓主澹渗，故曰甘平。痎疟，阴疟也。主治痎疟者，禀水精之气，以奉春生，则阴疟之邪随生气而升散矣。解毒蛊疰不祥者，苓禀枫树之精华，结于土中，得土气则解毒，禀精华则解蛊疰不祥也。味甘平而澹渗，故利水道。久服则水精四布，故轻身耐老。

《经读》 猪苓气平，禀金气而入肺；味甘无毒，得土味而入脾。肺主治节，脾主转输，所以能利水道。又考此物，出土时带甘，久则淡然无味，无味则归于膀胱。膀胱为太阳，其说有二：一曰经络之太阳，一曰六气之太阳。何谓经络之太阳？其腑在下而主水，得上焦肺气之化，中焦脾气之运，则下焦愈治。所谓上焦如雾，中焦如沤，下焦如渎，俾决渎之用行于州都，则州都中自有云行雨施之景象，利水如神有由来也，且不独利水道也。六气之太阳，名曰巨阳，应天道居高而卫外，乃心君之藩篱也。凡风寒初感，无非先入太阳之界，治不得法，则留于膜原而为疟，久则为痎，即伤寒杂病似疟非疟者，皆在此例。但得猪苓之通利水道，水行气化，水精四布，溱溱汗出，则营卫和而诸邪俱解。仲景五苓散、桂枝去桂加茯苓白术汤，非于此得其悟机乎？若阳明之渴欲饮水，小便不利，少阴之咳呕而渴，心烦不眠，热疟多兼此症，总于利水道中，布达太阳之气，使天水循环，滋其枯燥，即仲景猪苓汤之义也。且太阳为天，光明清湛，清湛则诸毒可解，光明则蛊疰不祥自除。[批]以《本经》猪苓悟圣方猪苓，即以圣方猪苓悟《本经》猪苓之主治，此是修园悟机。又云：久服轻身耐老者，溺得阳气之化而始长，溺出不能远射，阳气衰于下也；溺出及溺已时头摇者，头为诸阳之会，从下以验其上之衰也，此皆老态，得猪苓助太阳之气而可耐之。[批]老幼皆有此态。然此特圣人开太阳之治法，非谓猪苓之平淡可赖也。

仲氏曰：微，莫微于药性，性即理也。《崇原》朴实说理，无微不显，是为理境上乘。又曰：修园于《伤寒浅注》凡例，而赞《伤寒集注》《直解》曰：二张会全部以为注解，余百读之后，神明与浃，几不知我即古人，古人即我。如此处因药论方，因方论病，头头是道，实由体会纯熟而来，无他谬巧也。后有作者，咸欲借重伤寒，然必如修园之静专而后得，既得矣，亦不敢作矣。按：溺出及溺已句，《本经》所无，《经读》特推而及之。

芜荑

气味辛平，无毒。主治五内邪气，散皮肤骨节中淫淫温行毒，去三虫，化食。芜荑，生晋山川谷，今河东、河西近道处处皆有。而太原、延州、同州者良，其木名梗。《说文》曰：梗，出枌榆也，有刺，实为芜荑。叶圆而厚，其实早成亦如榆荚，但气臭如犾，土人作酱食之，则味香美，性能杀虫，置物中亦能辟蛀。

《崇原》 芜荑，山榆仁也。榆受东方甲乙之精，得先春发陈之气，禀木气也；其味辛，其臭腥，其色黄白，其本有刺，禀金气也。木能平土，故主治五内之邪气，五内者，中土也；金能制风，故散皮肤骨节中淫淫温行毒。淫淫温行者，风动之邪也，风胜则生虫，去三虫，金能制木也。火衰则食不化，化食，木能生火也。

仲氏曰：以药治病，无非以运气治运气。今人亦云芜荑杀虫化食，却不管虫与食，何气使然。

皂荚

气味辛咸温，有小毒。主治风痹死肌，邪气风头泪出，利九窍，杀精物。皂荚处处有之。其树高大，叶如槐叶，枝间有刺即皂角刺也。夏开细黄花，结实有三种，一种小如猪牙，一种大而肥厚多脂而黏，一种长而瘦薄枯燥不黏，皆可入药。《本经》用如猪牙者，其树多刺，难上采荚，以篾箍其树，一夜自落。有不结实者，树凿一孔，入生铁三五斤，泥封之即结荚，人以铁砧槌皂荚，即自损。铁碾碾之，久则成孔。铁锅爨之。多爆片落。

愚按：纳生铁而即结荚者，铁乃金类，色黑属水，得金水之气则木茂而结荚也。铁遇之而剥损者，荚色紫赤，具太阳火热之气，火能克金也。篾箍其皮，荚即落者，太阳之气自下而上行于肤表，箍其皮则阳气不能上升，太阳气殒而荚落矣！

《崇原》 皂荚枝有刺而味辛，禀金气也；色紫赤而味兼咸，禀水气也。太阳之气合金气而出于肤表，合水气而下挟膀胱，故味辛咸而气温热，辛咸温热则有小毒矣。风邪薄于周身则为风痹死肌之证，风邪上薄于头则为风头泪出之证，皂荚禀金气而制风，故能治也。九窍为水注之气，皂荚禀水气，故利九窍。太阳阳热之气，若天与日，天日光明，则杀精物，精物，犹百精老物也。

仲氏曰：太阳主开，《崇原》以太阳之气，明皂角之用，下文治验，皆由此出。即《金匮》治肺痈将起，咳逆吐浊，坐不得眠，用皂角丸，《千金》治肺痿吐浊，用桂枝汤去芍加皂角，时法治中风口噤，及单蛾、双蛾用稀涎散，无非以皂角开其壅闭，壅闭开而浊涎化矣。

皂角刺

一名天丁，气味辛温，无毒。米醋熬嫩刺作煎，涂疮癣，有奇效。《图经本草》。治痈肿，妒乳，风疠恶疮，胎衣不下，杀虫。《本草纲目》。小儿重舌，小便淋闭，肠风痢血，大风疠疡，痈疽不溃，疮肿无头。《诸方》。去风化痰，败毒攻毒，定小儿惊风发搐，攻痘疮起发，化毒成浆。隐庵增。附。［批］角刺得金气，能制风木，清络脉，诸家立言失次，故隐庵增此一条。

皂荚子

气味辛温，无毒。炒，舂，去赤皮，以水浸软，煮熟，糖渍食之，疏通五脏风热壅。《本草衍义》。核中白肉，入治肺药。核中黄心，嚼食，治膈痰吞酸。《图经本草》。仁，和血润肠。《用药法象》。治风热，大肠虚秘，瘰疬肿毒，疮癣。《本草纲目》。治疗肿便痈，风虫牙疼，妇人难产，里急后重，肠风下血，腰脚风痛。《诸方》。治疝气并睾丸肿痛。隐庵增。附。［批］仁，治疝气二语，补诸家所未言。

肥皂荚

气味辛温，微毒。主治去风湿，下痢便血，疮癣肿毒。《本草纲目》。附。肥皂荚种类与皂荚相同，以其厚而多肉故名肥皂荚。内有黑子数颗，大如指头而不甚圆，色如黑漆而甚坚，中有白仁如栗，煨熟可食，外科用之消肿毒瘰疬。《相感志》云：肥皂荚水能死金鱼，辟蚂蚁，麸见之则不就。

《崇原》 近时疡医用肥皂荚[①]肉捣，罯无名肿毒，用核仁治鼠瘰痄痔。方上游医用为吐药，治癥瘕痞积。内科用者盖鲜焉。

秦皮

气味苦微寒，无毒。主治风寒湿痹，洗洗寒气，除热，目中青翳白膜。久服，头不白，轻身。秦皮，本名梣皮。出陕西州郡，河阳亦有之。其木似檀，枝干皆青绿色，叶细无花实，皮上有白点而不粗错，取皮渍水，色便青碧，书纸上视之，亦青色者为真。

《崇原》 秦木生于水旁，其皮气味苦寒，其色青碧，受水泽之精，具青碧之色，乃禀水木相生之气化。禀木气而春生，则风寒湿邪之痹证，及肤皮洗洗然之寒气，皆可治也。禀水气而清热，故主除热。目者，肝之窍，木气盛，则肝气益，故治目中青翳白膜。发者，血之余，水精足则血亦充，故久服头不白而轻身。

---

① 荚：原脱，据石印本补。

仲氏曰：秦皮用者甚鲜，经方惟白头翁汤治热利，臣以秦皮。隐庵曰：秦皮亦得水阴之气，上行下泄，热利下重，乃气陷于血分，二味主清凉养血，故皆用之。令韶曰：秦皮禀厥阴风木之气，故能引诸药入厥阴而清热利也。二语与《崇原》合参，能令学者开悟。

箽竹叶

气味苦寒，无毒。主治欬逆上气，溢筋急，消恶疡，杀小虫。竹产处惟江河之南甚多，故戴凯之《竹谱》曰：九河鲜有，五岭实繁，茎直中通，四时青翠，茎有节，节有枝，枝有节，节有叶，叶必三之，枝必两之。六十年一花，其花结实，其竹则枯。竹之种类最多，《本经》用箽竹，后人兼用淡竹、苦竹，一种薄壳者名甘竹，亦佳。竹禀冬令之水精，其根鞭喜行东南，是气禀西北而体尚向东南也。冬时孕笋，春时抽箽，夏时解箨，秋日成竿。得天地四时之气。[批] 箽、淡等竹，皆野生，非家种，详后竹茹注。第入药宜遵《本经》。

《崇原》 竹叶凌冬不落，四季常青。凌冬不落者，禀太阳标阳之气也，太阳标阳本寒，故气味苦寒。四季常青者，禀厥阴风木之气也。木主春生，上行外达，故主治欬逆上气。溢筋急者，肝主筋，竹叶禀风木之精，能滋肝脏之虚急也。消恶疡者，恶疡主热，竹叶禀水寒之气，能清心脏之火热也。虫为阴类，竹叶得太阳之标阳而小虫自杀矣。

仲氏曰：竹叶禀厥阴风木之气与太阳水寒之气，能治风热挟虚。故经方于妇人产后中风发热，有竹叶汤，伤寒解后虚烦客热，有竹叶石膏汤。

竹沥

气味甘大寒，无毒。主治暴中风，风痹，胸中大热，止烦闷，消渴，劳复。《别录》。附。篁竹、淡竹、苦竹皆可取沥，将竹截取二尺许，劈开以砖两片对立，架竹于上，两头各出五七寸，以火炙出其沥以盘承取。［批］竹沥助以姜汁，柔润辛凉，息风化痰甚效。

《崇原》 朱震亨曰：竹沥滑痰，非助以姜汁不能行。

竹茹

气味甘微寒，无毒。主治呕哕温气，寒热，吐血，崩中。《别录》。附。用刀轻轻刮去竹皮上粉青，取青内之皮，谓之竹茹，今人用竹沥、竹茹皆取大竹。不知淡竹、苦竹、篁竹皆细小不大，并系野生，非家种也。

《崇原》 此以竹之脉络，而通人之脉络也。呕哕，吐逆也。温气，热气也。人身脉络不和，则吐逆而为热矣。脉络不和，则或寒或热矣。充肤热肉，澹渗皮毛之血，不循行于脉络，则上吐血而下崩中矣。竹茹通脉络，皆能治之。

仲氏曰：《金匮》以橘皮竹茹汤治哕逆，竹皮大丸治妇人乳中虚，烦乱呕逆，二方之用竹茹，诸家皆未解到脉络，得《崇原》而后病情药性余蕴不留。

石膏

气味辛微寒，无毒。主治中风寒热，心下逆气惊喘，口干舌焦不能息，腹中坚痛，除邪鬼，产乳，金疮。石膏出齐庐山及鲁蒙山，剡州、彭城、钱塘亦有。有软硬二种：软石膏生于石中，大块作层，如压扁米糕，细纹短密，宛若束针，洁白如膏，松软易碎，烧之白烂如粉；硬石膏作块而生直理，起棱如马齿，坚白，击之则段段横解，光亮如云母、白石英，有墙壁烧之亦易散，仍硬不作粉。今用以软者为佳。

《崇原》 石膏质坚色白，气辛味淡，纹理如肌腠，坚白若精金，禀阳明金土之精，而为阳明胃腑之凉剂、宣剂也。中风寒热者，风乃阳邪，感阳邪而为寒为热也，金能制风，故主治中风之寒热。［批］感阳邪而为寒为热，病太阳标本之气矣。石膏清阳明肌理之热，热解则标本亦和，故《伤寒》太阳方石膏屡见。心下逆气惊喘者，阳明胃络上通于心，逆则不能上通，致有惊喘之象矣。口干舌焦不能息，腹中坚痛者，阳明之上，燥气治之。口干舌焦，燥之极也；不能息，燥极而阳明之气不和于上也；腹中坚痛，燥极而阳明之气不和于下也。石膏质重性寒，清肃阳明之热气，故皆治之。禀金气则有肃杀之能，故除邪鬼。生产乳汁，乃阳明胃腑所生；刀伤金疮，乃阳明肌肉所主。石膏清阳明而和中胃，故皆治之。

《灵枢经》云：两阳合明，是为阳明。又云：两火并合，故为阳明。是阳明上有燥热之主气，复有前后之火热，故伤寒有白虎汤，用石膏、知母、甘草、粳米主资胃腑之津以清阳明之热。又阳明主阖而居中土，故伤寒有越婢汤，石膏配麻黄发越在内之邪，从中土以出肌表。盖石膏质重则能入里，味辛则能发散，性寒则能清热，其为阳明之宣剂、凉剂者如此。［批］《类辩》谓仲景用麻黄配石膏，能发阳明水液之汁。白虎汤解阳明燥热之渴，又主风热发斑，皆为发散之品，盖气味辛甘而体质疏松如肌理，但其性沉重，色白若金，故直从阳明而达于外也。后人谓清内热而降下，乃不明经义物性耳。

《经读》 石膏气微寒，禀太阳寒水之气；味辛无毒，得阳明燥金之味。风为阳邪，在太阳则恶寒发热，然必审其无汗烦躁而喘者，可与麻、桂并用；在阳明则发热而微恶寒，然必审其口干、舌焦、大渴而自汗者，可与知母同用。曰心下气逆，即《伤寒论》气逆欲呕之互词；曰不能息，即《伤寒论》虚羸少气之互词。然必审其为解后里气虚而内热者，可与人参、半夏、竹叶、麦冬、甘草、粳米同用。腹中坚痛，阳明燥甚而坚，将至于胃实不大便之症。邪鬼者，阳明邪实，妄言妄见，或无故而生惊，若邪鬼附之，石膏清阳明之热，可以统治之。阳明之脉，从缺盆下乳，石膏能润阳明之燥，故能通乳，阳明主肌肉，石膏外掺，又能愈金疮之溃烂也。但石品见火则成石灰，今人畏其寒而煅用，则大失其本来之性矣。

仲氏曰：《本经》、仲景皆以石膏为发散之品，审症配药，《类辩》已详。然《类辩》系论石膏之体性，《崇原》系释体性之主治，《经读》犹恐人误用，叠加然必审等字于其间，可谓良工心苦。

慈石

气味辛寒，无毒。主治周痹，风湿肢节中痛，不可持物，洗洗酸消，除大热烦满及耳聋。慈石，出太山山谷及慈山山阴，今慈州、徐州及南海旁山中皆有之。《南州异物志》云：涨海崎头水浅而多慈石，大舟以铁叶固之者，至此皆不得过。以此言之，南海所出尤多也。慈州者岁贡最佳，能吸铁虚连数十铁，或一二斤刀器，回转不落者尤良。

其石中有孔，孔中有黄赤色，其上有细毛，功用更胜。土宿真君曰：铁受太阳之气始生之，初卤石产焉，百五十年而成慈石，又二百年孕而成铁。是慈石乃铁之母精也。

《崇原》 慈石色黑味辛气寒，盖禀金水之精气所生。周痹者，病在血脉之中，真气不能周也，慈石能启金水之精，通调血脉，故治之。风湿肢节中痛，不可持物，洗洗酸消者，风湿之邪伤于肢节而痛，致手不能持物，足洗洗酸消不能行。酸消，犹酸削也。慈石禀阳明太阳金水之气，散其风湿，故治之。除大热烦满及耳聋者，乃水济其火，阴交于阳，亦慈石引针下而升上之义。

石硫黄

气味酸温，有毒。主治妇人阴蚀，疽痔恶血，坚筋骨，除头秃，能化金银铜铁奇物。奇，疑作等。

石硫黄，出东海牧羊山谷及太行、河西山中，今南海诸番、岭外州郡皆有，然不及昆仑、雅州，舶上来者良。此火石之精所结，所产之处，必有温泉，泉水亦作硫黄气。以颗块莹净，光腻色黄，嚼之无声者弥佳，夹土与石者不堪入药。

《崇原》 硫黄色黄，其形如石。黄者土之色，石者土之骨，遇火即焰，其性温热，是禀火土相生之气化。火生于木，故气味酸温。禀火气而温经脉，故主治妇人之阴蚀及疽痔恶血。禀土石之精，故坚筋骨。阳气长则毛发生，故主头秃。遇火而焰，故能化金银铜铁奇物。

仲氏曰：刘守真制半硫丸，治老年人大肠虚秘，虚指阳而言。若非阳虚则为肠燥，为脾约，不中与矣。故用药必辨病因。

阳起石

气味咸微温，无毒。主治崩中漏下，破子脏中血，癥瘕结气，寒热腹痛，无子，阴痿不起，补不足。阳起石乃云母根也。出齐州之齐山、庐山及太山、云山、沂州琅琊诸山谷，今惟齐州采取，他处不复识之矣。齐州仅一土山，石出其中，彼人谓之阳起山。其山常有暖气，虽盛冬大雪遍境，独此山无积白，盖石气熏蒸使然也。山惟一穴，官司常禁闭。每岁冬初，州发丁夫，遣人监取上供。岁月积久，其穴益深，镵凿他石，得之甚艰。以白色明莹，云头雨脚轻松如狼牙者为上。黄色者亦重，其上犹带云母者绝品也。拣择供上，剩余者州人方货之，不尔无由得也。置雪中倏然没迹者为真。画纸上，于日下扬之飞举者，乃真佳也。

《崇原》 阳起石味咸属阴，气微温属阳。名阳起者，以此山之石，乃阳气之所起也。故大雪遍境，而山无积白。有形之石，阳气所钟，故置之雪中，倏然没迹，扬之日下，自能飞举。主治崩中漏下者，崩漏为阴，今随阳气而上升也。破子脏中血及癥瘕结气者，阳长阴消，阳气透发则癥结破散矣。妇人月事不以时下，则寒热腹痛而无子，阳起石贞下启元，阴中有阳，阴阳和而寒热除，月事调而生息繁矣。男子精虚，则阴痿不起，阳起石助阴中之阳，故治阴痿不起，而补肾精之不足。

雄黄

气味苦平寒，有毒。主治寒热鼠瘘，恶疮疽痔，死肌，杀精物恶鬼邪气，百虫毒，胜五兵。炼食之，轻身神仙。《别录》云：雄黄出武都山谷，敦煌山之阳。武都，氐羌也，是为仇池，后名阶州，地接西戎界。宕昌亦有而稍劣。敦煌在凉州西数千里。近来用石门谓之新坑，始兴石黄之好者耳。阶州又出一种水窟雄黄，生于山岩中有水流处，其色深红而微紫，体极轻虚，功用最胜。抱朴子云：雄黄当得武都山中出者，纯而无杂，形块如丹砂，其赤如鸡冠，光明烨烨者，乃可用。有青黑色而坚者名熏黄，有形色似真而气臭者名臭黄，并不入服食，只可疗疮疥。金刚钻生于雄精之中。孕妇佩雄精能转女为男。

《崇原》 雄黄气味苦平，色黄质坚，形如丹砂，光明烨烨，乃禀火土金之气化，而为散阴解毒之药，盖性寒入阴，导火土金之气，入而用事也。水毒上行，则身寒热而颈鼠瘘，雄黄禀土气而胜水毒，故能治之。肝血壅滞，则生恶疮而为疽痔，雄黄禀金气而平肝，故能治之。死肌乃肌肤不仁，精物恶鬼乃阴类之邪，雄黄禀火气而光明，故治死肌，杀精物恶鬼邪气。凡虫毒逢土则解，雄黄色黄，故杀百虫毒。胜五兵者，一如硫黄能化金银铜铁锡也。五兵，五金也。胜五兵，火气盛也。炼而食之，则转刚为柔，金光内藏，故轻身神仙。

雌黄

气味辛平，有毒。主治恶疮头秃，痂疥，杀毒虫虱，身痒邪气诸毒。炼之久服，轻身增年不老。雌黄与雄黄同产，雄黄生山之阳，雌黄生山之阴，一阴一阳，有似夫妇之道，故曰雌雄。

《崇原》 李时珍谓雌黄、雄黄同产，但以山阴、山阳受气不同分别，服食家重雄黄，取其得纯阳之精也，雌黄则兼有阴气，故不重。若治病，则二黄之功亦相仿佛，大要皆取其温中搜肝、杀虫解毒祛邪焉尔。

愚按：二黄气味宜同，今雄黄曰苦平，雌黄曰辛平，须知雄黄苦平而兼辛，雌黄辛平而兼苦，气味之同，难以悉举。《本经》示彼此之稍异，以俟人之推求耳。

水银

气味辛寒，有毒。主治疥瘘痂疡白秃，杀皮肤中虱，堕胎除热，伏金银铜锡毒。镕化还复为丹，久服神仙不死。水银一名汞，一名灵液，又名姹女。古时出符陵平土，产于丹砂中，亦有别出沙地者。今秦州、商州、道州、邵武军、西羌、南海诸番岭外州郡皆有。陈霆墨谈云：拂林国当日没之处，地有水银海，周围四五十里。国人取之，近海十里许，掘坑井数十，乃使健夫骏马，皆贴金箔，行近海边，日照金光晃耀，则水银滚沸如潮而来，其势若粘裹。其人即回马疾驰，水银随赶，若行缓则人马俱扑灭也，人马行速则水银势远力微，遇坑堑而溜积于中，然后取之。又马齿苋干之，十斤可得水银八两，名曰草汞。[批] 天下岂真有不死之人哉？读者勿以辞害意。

《崇原》 水银气味辛寒，有毒。禀金水之真精，为修炼之丹汞，烧朱则鲜红不渝，烧粉则莹白可爱，犹人身中焦之汁，化血则赤，化乳则白，此天地所生之精汁也。主治疥瘘痂疡白秃者，禀水精之气，能清热而养血也。杀皮肤中虱堕胎者，禀金精之气，能肃杀而攻伐也。性寒故能除热。汞乃五金之精，故能杀金银铜锡毒。水银出于丹砂之中，而为阳中之阴，若镕化则还复为丹，而为阴中之阳。一名灵液，又名姹女。乃天地所生之精汁，故久服神仙不死。王琢崖曰：凡人误食水银则死。《本经》乃谓久服神仙不死者，盖以古之神仙取铅汞二物，用文武火候炼养久久而成还丹，服之得以延年不老，非谓水银竟可久服也。但其法失传已久，方士窃取其说以惑人，苟有服者，势在必死，不可以《本经》有是文而误试之。然谓《本经》六字竟是后之方士增入，恐又不然也。

仲氏曰：五方言语不通，神仙不死，乃上古之方言，无可疑也，可疑而不能不阙疑者，为丹久服之说耳。

铁落

气味辛平，无毒。主治风热恶疮，疡疽疮，痂疥气在皮肤中。铁落是锻铁匠砧上锤锻所落之铁屑。又生铁打铸有花如兰如蛾而落地者，俗谓之铁蛾，今烟火家用之。

《崇原》 铁名黑金，生于西北，五金中之属水者也。禀金气故治风，禀水气故治热。恶疮疡疽疮，热也；痂疥气在皮肤中，风也。以火煅转乌之金，而清热毒之疮，故治恶疮疡疽疮。以皮肤所落之金，而杀皮肤之虫，故治痂疥气在皮肤中。《素问·病能论》有生铁落饮，言其下气疾也。今人以铁锈①涂磨疔肿、汤火伤、蜈蚣咬、喜儿疮、重舌脚肿，正治风热恶疮之义。

犀角

气味苦酸咸寒，无毒。主治百毒蛊疰、邪鬼瘴气，杀钩吻、鸩羽、蛇毒，除邪，不迷惑魇寐。久服轻身。犀，出滇南、交趾、南番诸处。有山犀、水犀、兕犀三种。山犀、兕犀居山林，人多得之；水犀出入水中，最为难得。形俱似水牛，黑色，猪首，大腹，脚似象，有三蹄。舌上有刺，好食荆棘，皮上每一孔生三毛，额上有两角。有正中生一角者，名独角犀；有额上生两角而短，鼻上生一角独长者；有角生白缕一

---

① 铁锈：原作"铁秀"，据文义改。

条，直上至端能出气通天，夜露不濡，名通天犀者，以之入药更为神验。又有辟寒犀，冬月暖气袭人；有辟暑犀，夏月能清暑气；有分水犀，衔之入水，水开三尺；有辟尘犀，为簪、为带，尘不近身；有蠲忿犀，令人佩之蠲去忿怒。此皆希世之珍。犀角错屑以薄纸裹置怀中，蒸燥乘热捣之，应手如粉，故《归田录》云翡翠屑金、人气粉犀是也。

《崇原》 犀色黑而形似猪，水之畜也。依木而栖，足三趾，一孔三毛，禀木气也。生于南粤，禀火气也。犀禀水、木、火相生之气化，故其角苦酸咸寒。犀为灵异之兽，角具阳刚之体，故主治百毒蛊疰邪鬼瘴气，如温峤燃犀，照见水中怪异之物是也。犀食荆棘，不避毒草，故杀钩吻之草毒。钩吻，毒草也，食之令人断肠。又曰鸩羽、蛇毒，言不但草毒可杀，而鸩鸟、蛇毒亦借其灵气以杀之也。犀禀水火之精，故除邪，不迷惑魇寐。久服，水火相济，故轻身。

《经读》 犀角气寒，禀水之气也；味苦酸咸无毒，得木火水之味也。主百毒蛊疰、邪鬼瘴气者，以犀为灵异之兽，借其灵气以辟邪也。解钩吻、鸩羽、蛇毒者，以牛属土而犀居水，得水土之精，毒物投水土中而俱化也。不迷惑魇寐、轻身者，言水火既济之效也。今人取治血症，与经旨不合。

羚羊角

气味咸寒，无毒。主明目，益气，起阴，去恶血注下，辟蛊毒恶鬼不祥，常不魇寐。羚，古字作麢，今字作羚，俗写从省笔也。羚羊出建平、宜都、梁州、真州、洋州、商洛诸蛮山中，及秦、陇、西域皆有。其形似羊而大，青色。夜宿独栖，以角挂树，身不着地，为防鸷兽之患，可谓灵矣，故字从鹿从灵，省文作麢。性慈不喜争斗，虽有伪斗，亦往解散。其角长尺余有节，特起环绕如人手指握痕，得二十四节者尤有神力。两角者多，一角者更胜，角内有天生木胎。西域有金刚石，状如紫石英，百炼不消，金铁莫能击，惟绵裹羚羊角扣之，则自然冰泮。又貘骨，奸僧伪充佛牙，他物亦不能破，用此角击之亦碎，皆性相畏耳。

《崇原》 羚羊角气味咸寒，禀水气也，角心木胎禀木气也。禀水气而资养肝木，故主明目。先天之气，发原于水中，从阴出阳，羚羊角禀水精之气，故能益肾气而起阴。肝气不能上升，则恶血下注，羚羊角禀木气而助肝，故去恶血注下。羚羊乃神灵解结之兽，角有二十四节，以应天之二十四气，故辟蛊毒恶鬼不祥，而常不魇寐也。

《经读》参 羚羊角气寒味咸无毒，入肾与膀胱二经。主明目者，咸寒以补水，水足则目明也。益气者，水能化气也。起阴者，阴器为宗筋而属肝，肝为木，木得烈日而痿，得雨露而挺也。味咸则破血，故主去恶血。气寒则清热，故止注下也。蛊毒为湿热之毒也，咸寒可以除之。辟恶鬼不祥，常不梦魇寐者，夸其灵异通神之妙也。

仲氏曰：犀角、羚羊二物，气味主治经《崇原》发明，已无剩义，然惟温疫邪毒，可以解散，若伤寒表证而误用之，则邪反陷矣。

羖羊角

气味咸温，无毒。主治青盲，明目，止惊悸寒泄。久服，安心益气轻身。杀疥虫，入山烧之，辟恶鬼虎狼。羊之种类，南北少别，皆孕四月而生，其目有神，其性善斗，敌不避强。在畜属火，故易繁，而性热喜燥恶湿。食钩吻而肥，食仙茅而肪，食仙灵脾而淫，食闹羊花而死。物理之宜忌不可测也。羖羊一作羝羊，乃羊之牡者，其角以青色，羖羊者为良。

《崇原》 羚羊角气味咸寒，羖羊角气味咸温，是羚羊禀水气，而羝羊禀火气也，故《内经》谓羊为火畜。主治青盲明目者，阳光盛而目明也。止惊悸寒泄者，火之精为神，神宁则惊悸止，火胜则寒泄除也。心为火脏，故久服安心。益气者，益阳气也，阳气盛则轻身，而阴类之疥虫可杀矣。夫羝羊属火，其角至明，入山则阴寒气多，故烧之而恶鬼虎狼可辟，亦敌不避强之义。

鹿茸

气味甘温，无毒。主治漏下恶血，寒热惊痫，益气，强志，生齿，不老。鹿，游处山林，孕六月而生，性喜食龟，能别良草。卧则口鼻对尾闾以通督脉。凡含血之物，肉最易长，筋次之，骨最难长，故人年二十，骨髓方坚。惟麋鹿之角自生至坚，无两月之久，大者至二十余斤，计一日夜须生数两。凡骨之生，无速于此，故能补骨血、益精髓。又头者，诸阳之会，上钟于茸，故能助阳。凡用必须鹿茸，今麋鹿并用，不可不别。

《崇原》 鹿性纯阳，息通督脉，茸乃骨精之余，从阴透顶，气味甘温，有火土相生之义。主治漏下恶血者，土气虚寒，则恶血下漏，鹿茸禀火气而温土，从阴出阳，下者举之，而恶血不漏矣。寒热惊痫者，心为阳中之太阳，阳虚则寒热，心为君主而藏神，神虚则惊痫，鹿茸阳刚渐长，心神充足而寒热惊痫自除矣。益气强志者，益肾脏之气，强肾脏之志也。生齿不老者，齿为骨之余，从其类而补之，则肾精日益，故不老。

《经读》 鹿为仙兽而多寿，其卧则口鼻对尾闾以通督脉，督脉为通身骨节之主，肾主骨，故又能补肾。肾得其补，则志强而齿固，以志藏于肾，齿为骨余也。督得其补，则大气升举，恶血不漏，以督脉为阳气之总督也。然角中皆血所贯，冲为血海，其大补冲脉可知也。凡惊痫之病，皆挟冲脉而作。阴气虚不能宁谧于内，则附阳而上升，故上热而下寒；阳气虚不能周卫于身，则随阴而下陷，故下热而上寒。鹿茸入冲脉，而大补其血，所以能治寒热惊痫也。至于长而为角，《别录》谓其主恶疮，逐恶气，以一点胚血，发泄已尽，只有拓毒消散之功也。

仲氏曰：《本经》鹿茸入中品，白胶即鹿角胶入上品。《崇原》将茸提在胶前，同列上品，以茸为角之根也。《经读》仍置茸于中品，以茸无久服明文，不如白胶之甘平，可以久服也，品第自合遵经。《崇原》因注内从根说起，故改为上品，明示根由。又曰：隐庵、修园善用鹿茸，见于《类辩》五类救逆丹，及《时方妙用》《医学实在易》等书。世俗以为大补气血而妄用之，往往误事。

猬皮

气味苦平，无毒。主治五痔，阴蚀，下血赤白五色，血汁不止，阴肿，痛引腰背。猬，处处山野中时有，俗名刺鼠。头嘴足爪俱似鼠，刺毛如豪猪，见人则卷缩，形如芡房及栗房，攒毛外刺，溺之即开。陶宏景曰：其脂烊铁中入少水银，则柔如铅锡。

愚按：猬脂柔铁，即羚羊角碎金刚石之义。

《崇原》 猬形同鼠，毛刺若针，乃禀金水所生之兽，气味苦平，故能益肠解毒，清热平肝。主治五痔，益肠也；治阴蚀，解毒也；治下血赤白五色、血汁不止，清热也；治阴肿痛引腰背，平肝也。

鳖甲

气味咸平，无毒。主治心腹癥瘕，坚积寒热，去痞疾、息肉、阴蚀、痔核恶肉。鳖，水中介虫也，江河、池泽处处有之。水居陆生，穿脊连胁，与龟同类，夏日孚乳，其抱以影。《埤雅》云：卵生思抱，其状随日影而转。在水中，上必有浮沫，名鳖津，人以此取之。《淮南子》曰：鳖无耳，以目听，名曰神守。陆佃云：鱼满三千六百则蛟龙引之而飞，纳鳖守之则免，故一名神守。管子云：鳖畏蚊，生鳖遇蚊叮则死，老鳖得蚊煮而烂。熏蚊者，复用鳖甲，物性相报复如是，异哉！甲以九肋者为胜。入药以醋炙黄用。

《崇原》 鳖生池泽，随日影而转，在水中必有涎沫上浮，盖禀少阴水气，而上通于君火之日。又甲介属金性，主攻利。气味咸平，禀水气也。主治心腹癥瘕坚积寒热者，言心腹之内，血气不和，则为癥为瘕，内坚积而身寒热，鳖禀水阴之气，上通君火之神，神气内藏，故治心腹之癥瘕坚积。又曰：去痞疾者，言癥瘕坚积则身发寒热，而痞疾则身无寒热，鳖甲亦能去之，以心腹痞积病，皆藏于内也。若息肉、阴蚀、痔核恶肉，系外见之病，鳖甲属金，金主攻利，又得水气以济之，则在外之恶肉阴痔亦能去也。

《经读》述 鳖甲气平，禀金气而入肺；味咸无毒，得水[1]味而入肾。心腹者，合心下大腹小腹以及胁肋而言也。癥瘕坚

---

① 水：原作"火"，据石印本改。

硬之积，致发寒热，为厥阴之肝气凝聚，鳖甲气平，可以制肝，味咸可以软坚，所以主之也。痞者，肝气滞也，咸平能制肝而软坚，故亦主之。息肉、阴蚀、痔核恶肉，一生于鼻，鼻者肺之窍也，一生二便，二便者，肾之窍也，入肺肾而软坚，所以消一切恶肉也。

蟹

气味咸寒，有小毒。主治胸中邪气，热结痛，㖞僻面肿。能败漆，烧之致鼠。蟹，山东、淮阳、江浙、闽广近海诸处及水乡多有之。有螃蟹、郭索、横行介士、无肠公子诸名。雄者脐长，雌者脐团。腹中之黄，应月盈亏。其性多躁，引声喷沫，至死乃已。霜降前食物故有毒，霜降后可食。

《崇原》 今人以蟹为肴馔，未尝以之治病，惟面有漆疮，多用蟹黄敷之。

蟹壳

烧存性，蜜调，涂冻疮及蜂虿伤，酒服治妇人儿枕痛及血崩，腹痛，消积。《本草纲目》。附。

《崇原》 今外科多用蟹壳捣细筛末，为铁箍败毒散，大抵蟹壳为攻毒散风、消积行瘀之用，学者以意会之可也。

蚱蝉

气味咸甘寒，无毒。主治小儿惊痫夜啼，癫病寒热。蝉者，总名也。其类不一：二三月即先鸣，小而色黑者名蟪母，今浙人谓之蛮虫；五月始鸣，大而色黑者马蜩也，《毛诗》五月鸣蜩，《月令》仲夏之月蝉始鸣，即是此种，今浙人谓之老蝉，土音讹为老潜，又谓之蚕蝶，《本经》所谓蚱蝉者，正此蝉也，今时药中所用蝉蜕，亦是此蝉之蜕；其头上有花冠者，曰冠蝉，又曰蜩蟧，《毛诗》如蜩如螗是也；小而色青绿者，曰茅蜩，又曰茅蠽，今浙中谓之蜘蟟，秋月始鸣；小而色青紫者，曰蟪蛄，《庄子》蟪蛄不知春秋者是也，未立秋以前暗而不鸣，先谓之哑蝉，又曰暗蝉，入秋而鸣，时天候渐寒，故又谓之寒蝉，又曰寒蜩，又曰寒螿，《月令》孟秋之月寒蝉鸣，即是此种。其余颜色少异，音声略殊，尚有多名。形皆相似，方首广额，两翼六足，升高而鸣，鸣不以口而以胁，吸风饮露，溺而不粪，三十日而死。古时用蝉身，今时只用蝉蜕，不复用身。

《崇原》 蝉感秋气而生，应月周而去，禀金水之气化也。金能制风，水能清热，故主治小儿惊痫。昼鸣夜息，故止小儿夜啼。水火不交，则癫病寒热，蝉禀金水之精，能启下焦之水气，上合心包，故治癫病寒热。

王琢崖曰：蚱蝉生于夏月，寒蝉生于秋时，今概谓蝉感秋气而生者，恐未尽然。缪仲醇曰：蚱蝉禀水土之精，风露之气，化而成形，其鸣清响能发音声，其体清浮能出疮疹，其味甘寒能除风热，其性善蜕，能脱翳障，及女子生子不下。[批] 草木昆虫皆六气所生化，静中观物，物理毕呈，心躁人不能得也，琢崖能为《本经》蚱蝉及《崇原》之释蚱蝉，确凿引征，可谓留心物理矣。

《经读》 蚱蝉气寒禀水气，味咸得水味，而要其感凉风清露之气以生，得金气最全。其主小儿惊痫者，金能平木也。蚱蝉日出有声，日入无声，故止夜啼也。癫病寒热者，肝胆之风火也，蚱蝉具金水之气，金能制风，水能制火，所以主之。

蝉蜕

气味咸甘寒，无毒。主治小儿惊痫，妇人生子不下。烧灰水服，治久痢。《别录》。附。

李时珍曰：凡用蜕壳，沸汤洗，去泥土、翅、足，浆水洗过晒干用。

《崇原》 古人用身，后人用蜕。蜕者，褪脱之义，故眼膜翳障，痘疮不起，皮肤隐疹，一切风热之证，取而用之。学者知蝉性之本原，则知蝉蜕之治疗矣。

白僵蚕

气味咸辛平，无毒。主治小儿惊痫、夜啼，去三虫，灭黑皯，令人面色好，男子阴痒病。蚕，处处可育，而江浙尤多。蚕病风死，其色不变，故名白僵。僵者，死而不朽之谓。

《乘雅》云：今市肆多用中温死蚕，以石灰淹拌令白，服之为害最深，若痘疹必燥烈黑陷，若疮毒必黑烂内攻，不可不慎也。[批]《经读》注云：凡禀金气，色白之药，俱不宜炒。

《崇原》 僵蚕色白体坚，气味咸辛，禀金水之精也。东方肝木，其病发惊骇，主治小儿惊痫者，金能平木也。止夜啼者，金属乾而主天，天运环转则昼开夜阖也。杀三虫者，虫为风木所化，金主肃杀也。灭黑皯而令人面色好者，水气上滋也。治男子阴痒病者，金能制风，咸能除痒也。阴，谓前阴。

蝉蜕、僵蚕皆禀金水之精，故《本经》主治大体相同。但蝉饮而不食，溺而不粪，蚕食而不饮，粪而不溺，何以相同？《经》云：饮入于胃，上归于肺。谷入于胃乃传之肺，是饮食虽殊，皆由肺气之通调，则溺粪虽异，皆禀肺气以传化矣。

凡色白而禀金气之品，皆不宜火炒，僵蚕具坚金之体，故能祛风攻毒，一经火炒，则金体消败，何能奏功？他若桑皮炒黄，麻黄炒黑，杏仁、蒺藜皆火炒，种种谬妄，更无论矣。夫物理不明，未有不为习俗所囿者。

《百种录》 僵蚕感风而僵，凡风气之疾，皆能治之，盖借其气以相感也。或问：因风而僵，何以反能治风？曰：邪之中人也，有气而无形，穿经透络，愈久愈深。以气类相反之药投之，则拒而不入，必与之同类者，和入诸药，使为向导，则药力至于病所，而邪与药相从，药性渐发，或从毛孔出，或从二便出，不能复留矣，此即从治之法也，风寒暑湿，莫不皆然。此神而明之之道，不专恃正治奏功矣。

原蚕沙

气味甘辛温，无毒。主治肠鸣，热中消渴，风痹隐疹。《别录》。附。原蚕，晚蚕之母蚕也，故名原蚕。在头蚕之前，先养数百出蛾生子，俟头蚕茧后，然后育此子为二蚕，是原蚕先得桑叶始发之纯精，故去风清热续绝之功最大，此沙极少。《日华子》释原蚕为晚蚕，此误释也。原蚕沙难得，今医俱用晚蚕沙。夫晚蚕即原蚕所育之二蚕也，与其用原蚕所育之二蚕，不若竟用头蚕之沙矣。品虽闲冷，不可不知。

王琢崖曰：按《周礼》有禁原蚕之文，郑康成注云：原，再也，谓再养者为原蚕，自古已然。蚕蛾、蚕沙俱用晚蚕者，盖取其得夏时火令深耳。隐庵乃释为晚蚕之母蚕，当别有稽考。

樗鸡

气味苦平，有小毒。主治心腹邪气，阴痿，益精强志，生子好色，补中轻身。樗音于。

樗鸡出梁州、岐州、汴洛诸界尤多。生樗树上，形类蚕蛾而腹大，六足重翼，外一重灰黄有斑点，内一重深红，五色相间。有一种头翅皆赤者，名红娘子。今樗鸡未之用也，而红娘子间有用者。

《崇原》樗鸡生于木上，味苦色赤，禀木火之气化。主治心腹邪气者，禀火气以治心，禀木气以治腹也。治阴痿者，火气盛也。益精强志者，水火相济也。禀木气而生火，故生子好色。禀火气而生土，故补中轻身。

䗪虫

气味咸寒，有毒。主治心腹寒热洗洗，血积癥瘕，破坚，下血闭，生子大良。䗪音蔗。

䗪虫，《本经》名地鳖，《别录》名土鳖，以其形扁如鳖也。又名簸箕虫，亦以其形相似也。陆农师云：䗪逢申日则过街，故又名过街。生人家屋下土中湿处及鼠壤中，略似鼠妇而圆大寸余，无甲有鳞。李时珍云：处处有之，与灯蛾相牝牡。

《崇原》《金匮》方中，治久病结积，有大黄䗪虫丸，又治疟痞，有鳖甲煎丸，及妇人下瘀血汤方并用之，今外科接骨科亦用之，乃攻坚破积、行血散疟之剂，学者以意会之可也。

虻虫

气味苦微寒，有毒。主逐瘀血，破血积，坚痞，癥瘕寒热，通利血脉及九窍。虻虫，一名蜚虻，大如蜜蜂，腹凹褊，微黄绿色，性唼牛马血。

《崇原》 虻乃吮血之虫，性又飞动，故主逐瘀血积血，通利血脉九窍。《伤寒论》太阳病，表不解，随经瘀热在里，抵当汤主之。内用虻虫、水蛭、大黄、桃仁。近时儿医治痘不起发，每加牛虻。此外，未之用也。

蛞蝓

气味咸寒，无毒。主治贼风喎僻，跌筋及脱肛，惊痫挛缩。蛞蝓，音阔俞。

蛞蝓即蜒蚰也。大者如人手指，肥泽有涎，头有二角，行则角出，惊之则缩。以其身涎涂蜈蚣、蝎虿毒，疼痛即止。

《崇原》 蜒蚰感雨湿之气而生，故气味咸寒，主定惊，清热，解毒，舒[①]筋。寇宗奭曰：蛞蝓能解蜈蚣毒。近时治咽喉肿痛，风热喉痹，用簪脚捡之，纳入喉中，令吞下即愈。

蜗牛

气味咸寒，有小毒。主治贼风喎僻，踠跌，大肠脱肛，筋

---

① 舒：原作"输"，据文义改。

急及惊痫。《别录》。附。蛞蝓、蜗牛一种二类，背负壳者名蜗牛，无壳者名蛞蝓。主治功用相同。

《崇原》 蜗牛，一名蜗蠃，感雨湿化生而成，介虫之类，气味咸寒，能清热解毒。甲虫属金，能去风定惊。大肠属阳明，寒则收缩，热则纵弛，故主治如此。

露蜂房

气味甘平，有毒。主治惊痫瘛疭，寒热邪气，癫疾，鬼精蛊毒，肠痔。火熬之良。蜂房是胡蜂所结之寠，悬于树上，得风露者，故名露蜂房，乃水土所结成。大者如瓮，小者如桶，十一二月采之。

《崇原》 蜂房水土结成，又得雾露清凉之气，故主祛风解毒，镇惊清热。仲祖鳖甲煎丸用之，近医用之治齿痛，褪管，攻毒，解毒，清热祛风。学者以意会之可也。[批]《崇原》凡教人以意会之者，所谓法可言传，巧由心悟也。

乌贼鱼骨

气味咸微温，无毒。主治女子赤白漏下，经汁血闭，阴蚀肿痛，寒热癥瘕无子。乌贼鱼生海中，形若革囊，口在腹下，八足聚生于口旁，无鳞有须，皮黑肉白。其背上只生一骨，厚三四分，两头小，中央阔，色洁白，质轻脆如通草，重重有纹，以指甲可刮为末。腹中血及胆正黑如墨汁，可以书字，但逾年则迹灭，惟存空纸尔。其骨《素问》名乌贼骨，今名海螵蛸。

《崇原》 乌贼骨色白味咸，禀金水之精，气微温，得中央之土气。金能平木，故治血闭肿痛，寒热癥瘕。土能化湿，水能益髓，故治赤白漏下，女人无子。

《素问》治年少时，有所大脱血，或醉入房中，气竭肝伤，故月事衰少不来，病名血枯。治以四乌贼骨一藘茹为末，丸以雀卵，大如小豆，每服五丸，饮以鲍鱼汁。［批］丸见茜草根下。

文蛤

气味咸平，无毒。主治恶疮蚀，五痔。文蛤生东海中，背上有斑纹，大者圆三寸，小者圆五六分。沈存中《笔谈》云：文蛤即今吴人所食花蛤也，其形一头小，一头大，壳有花斑者是。《开宝药性》有五倍子，亦名文蛤，乃是蜀中盐肤子树上之虫窠也，以象形而称之，与水中所产文蛤不同。［批］文蛤既与五倍子同名，当称海文蛤以别之。

《崇原》 蛤乃水中介虫，禀寒水之精，故主治恶疮蚀。感燥金之气，主资阳明大肠，故治五痔，五痔解见黄芪条下。

《伤寒·太阳篇》云：病在阳，应以汗解之，反以冷水噀之，若灌之，其热被却不得去，弥更益烦，肉上粟起，意欲饮水，反不渴者，服文蛤散。文蛤五两为末，每服方寸匕，沸汤下甚效。文蛤外刚内柔，象合离明，能燥水湿而散热邪也。

发髲

气味苦温，无毒。主治五癃，关格不通，利小便水道，疗小儿惊，大人痉，仍自还神化。髲音备。

发髲近于头皮之发也，剪下者为整发，梳栉而下者为乱发，发髲以皂荚水洗净入瓶内固济，煅存性用，谓之血余。《别录》复有乱发，大义与发髲相同，不须别出。

王琢崖曰：古之发髪取男子年近二十岁以上无疾患，颜貌红白者，从顶心剪下，煅研入丸药膏中用。今时以剃下短发入用，似于髪字之义更合。[批]《经读》发髪列上品。[批]《经读》注云：皂荚水洗净，复用甘草水洗，盐水洗，晒干入瓶内，以盐土固济，煅存性，谓之血余灰，研极细用。

《崇原》 发者血之余，血者水之类，水精奉心，则化血也。又经云：肾之合骨也，其荣发也。是发乃少阴心肾之所主，故气味苦温。苦者火之味，温者火之气也，水火相济则阴阳和合，故主治五癃及关格不通。又曰利小便水道者，言禀肾气而益膀胱，则利小便，禀心气而益三焦，则利水道也。心虚则惊，肾虚则痉，发乃少阴心肾之所主，故疗小儿惊，大人痉。小儿天癸未至，故病惊；大人天癸已至，故病痉也。发髪炼服，能益水精而滋血液，故曰仍自还神化，谓仍能助水精而上奉心脏之神，以化其血也。凡吐血衄血之证，皆可用之。

《经读》 心主血，发者血之余也，属手少阴心。经云肾之合骨也，其荣发也，属足少阴肾。又云皮毛者，肺之合也，发亦毛类，属手太阴肺，肺为水源，小肠为心腑，故主五癃关格不通、水道不利等症。调肺气，宁心神，除心肺之痰，故主小儿痫、大人痉等症。其曰仍自还神化者，谓发为血余，乃水精奉心化血所生，今取以炼服，仍能入至阴之脏，助水精而上奉心脏之神以化其血也。后人惑于以人补人之说，每用紫河车增热为害，十服十死，不如用此药之验。

卷下 《本经》下品

附子

气味辛温，有大毒。主治风寒欬逆邪气，寒湿踒躄，拘挛膝痛，不能行步，破癥坚积聚，血瘕，金疮。附子，以蜀地绵州出者为良，他处虽有，力薄不堪用也。绵州领县八，惟彰明出附子。彰明领乡二十，惟赤水、廉水、昌明、会昌四乡出附子，而又推赤水一乡出者为最佳。其初种而成者为乌头，形如乌鸟之头也。其附母根而生，虽相须实不相连者为附子，如子附母也。旁生支出而小者名侧子。种而独生无所附，长三四寸者名天雄。附子之形以蹲坐正节而侧子少者为上，有节多乳者次之，形不正而伤缺风皱者为下。其色以花白者为上，黑色者次之，青色者为下。俗呼黑附子，正以其色黑兼以别于白附子之名耳。[批]《经读》邪气下多温中二字，其病证之坐①次，亦与此稍异。

《崇原》 附子禀雄壮之质，具温热之性，故有大毒。《本经》下品之药，大毒有毒者居多。《素问》所谓毒药攻邪也。夫攻其邪而正气复，是攻之即所以补之。附子味辛性温，生于彰明、赤水是禀大热之气，而益太阳之标阳，助少阳之火热者也。

---

① 坐：席位。后作"座"。

太阳阳热之气，不循行于通体之皮毛，则有风寒欬逆之邪气，附子益太阳之标阳，故能治也。少阳火热之气，不游行于肌关之骨节，则有寒湿踒躄、拘挛膝痛、不能行步之证，附子助少阳之火热，故能治也。癥坚积聚，阳气虚而寒气内凝也。血瘕，乃阴血聚而为瘕。金疮乃刀斧伤而溃烂。附子具温热之气以散阴寒，禀阳火之气以长肌肉，故皆治之。

经云：草生五色，五色之变不可胜视；草生五味，五味之美，不可胜极。天食人以五气，地食人以五味，故在天时宜司岁备物，在地利有五方五土之宜。附子以产彰明、赤水者，为得地土之专精。夫太阳之阳，天一之水也，生于膀胱水府而彰明于上；少阳之阳，地二之火也，生于下焦之火而赤日行天。据所出之地，曰彰明、曰赤水者，盖亦有巧符者矣。学者欲知物性之精微，而五方生产之宜，与先圣命名之意，亦当体认毋忽！

今陕西亦莳植附子，谓之西附，性辛温而力稍薄，不如生于川中者，土厚而力雄。又今药肆中零卖制熟附子，皆西附之类，盖川附价高，市利者皆整卖，不切片卖，用者须知之。又曰：凡人火气内衰，阳气外驰，急用炮熟附子，助火之原，使神机上行而不下殒，环行而不外脱，治之于微，奏功颇易。奈世医不明医理，不识病机，必至脉脱厥冷，神去魄存，方谓宜用附子。夫附子治病者也，何能治命？甚至终身行医，而终身视附子为蛇蝎，每告人曰：附子不可服，服之必发狂而九窍流血；服之必发火而痈毒顿生；服之必内烂五脏；今年服之，明年毒发。嗟嗟！［批］若而人者，恻隐、羞恶、辞让、是非之心安在哉！以若医而遇附子之证，何以治之？肯后利轻名而自谢不及乎！肯自居庸浅而荐贤以补救乎！必至今日药之，明日药之，神气已变，然后覆之，斯时虽有仙丹莫之能救。贤者于此，或具热衷，不忍立而视其死，间投附子以救之，投之而效，功也，投之不效，亦非后人之过。[批] 此指火气内衰者而言。前医惟恐后医奏功，只幸其死，死后推过，谓其死由饮附子而死。噫！若辈而有良心者乎！医不通经旨，牛马而襟裾，医云乎哉！又曰：附子本身重至一两余者，方为有力，侧子分两，须除去之。土人欲增分两，用木杯将侧子敲平于上，故连侧子须有一两五、六钱者才好。土人又恐南方得种，生时以戎盐腌之，然后入杯敲平，是附子本无咸味，而以盐腌之，故咸也。制附子之法，以刀削去皮脐，每个剖作四块，切片，用滚水连泡二次，去盐味、毒味，晒半燥，于铜器内炒熟用之。[批]《经读》云：每个剖作四块，用滚水俟温，泡三日，水一日一换，去咸味，晒半燥，剖十六块，于铜器内炒熟用之。盖上古司岁备物，火气司岁，则备温热之药。《经》曰：司岁备物，专精者也；非司岁备物，气散者也。后世不能如上古之预备，故有附子火炮之说，近世皆以童便煮之，乃因讹传讹，习焉不察耳！

　　《经读》《素问》谓以毒药攻邪，是回生妙手，后人立补养等法，是模棱巧术，究竟攻其邪而正气复，是攻之即所以补之也。附子味辛气温，火性迅发，无所不到，故为回阳救逆第一品。《药经》云：风寒欬逆邪气，是寒邪之逆于上焦也；寒湿踒躄、拘挛膝痛不能行步，是寒邪着于下焦筋骨也；癥坚、积聚、血瘕，是寒气凝结，血滞于中也。考大观本，"欬逆邪气"句下，有"温中金疮"四字，以中寒得暖而温，血肉得暖而合也。大意上而心肺，下而肝肾，中而脾胃，以及血肉筋骨营卫，因寒湿而病者，无有不宜。即阳气不足，寒自内生，大汗、大泻、大喘、中风、卒倒等症，亦必仗此大气大力之品，方可挽回。此《本经》言外意也。又曰：附子主寒湿，诸家俱能解到。而仲景用之，则化而不可知之之谓神。且夫人之所以生者，阳也，亡阳则死。亡字分二义：一无方切，音忘，逃也，即《春秋传》出亡之义也；一微夫切，音无，无也，《论语》亡而为有、孟子问有余曰亡矣之义也。误药大汗不止为亡阳，如唐之幸蜀，仲景用四逆汤、真武汤等法以迎之。吐利厥冷为亡阳，如周之守府，仲景用通脉四逆汤、姜附汤以救之。且太阳之标阳外呈而发热，附子能使之交于少阴而热已。少阴之神机病，附子能使自下而上而脉生，周行通达而厥愈。合苦甘之芍、草而补虚；合苦、淡之苓、芍而温固。元妙不能尽述。按其立法，与《本经》之说不同，岂仲景之创见与？然《本经》谓"气味辛温有大毒"七字，仲景即于此悟出附子大功用。温得东方风木之气，而温之至则为热，《内经》所谓少阴之上，君火主之是也。辛为西方燥金之味，而辛之至则反润，《内经》所谓辛以润之是也。凡物性之偏处则毒，偏而至于无可加处则大毒。因"大毒"二字，知附子之温为至极，辛为至极也。仲景用附子之温有二法：杂于苓、芍、甘草中，杂于地黄、泽泻中，如冬日可爱，补虚法也；佐以桂、姜之热，佐以麻、辛之雄，如夏日可畏，救阳法也。用附子之辛，亦有三法：桂枝附子汤、桂枝附子去桂加白术汤、甘草附子汤，辛燥以祛除风湿也；附子汤、芍药甘草附子汤，辛润以温补水脏也；若白通汤、通脉四逆汤加人尿猪胆汁，则取西方秋收之气，保复元阳，则有大封大固之妙矣。后世虞天民、张景岳，亦极赞其功，然不能从《本经》中绅绎其义，以阐发经方之妙，徒逞臆说以极赞之，反为蛇足矣。[批]此段专为仲景附子等方而发，以明附子之性功，学者欲知某症如何用附子，如何配药成方，非与《伤寒论》会通不可。

天雄

气味辛温，有大毒。主治大风，寒湿痹，历节痛，拘挛缓急，破积聚邪气，金疮，强筋骨，轻身健行。附子种在土中，不生侧子，经年独长大者，故曰雄也。土人种附子，地出天雄便为不利，如养蚕而成白僵也。时俗咸谓一两外者为天雄，不知天雄长三四寸许，旁不生子，形状各异。

《崇原》 天雄、附子，《本经》主治稍异而旨则同，故不加释。李士材曰：天雄之用与附子相仿，但功力略逊耳。李时珍曰：乌头、附子、天雄皆是补下焦命门阳虚之药，补下所以益上也。若是上焦阳虚，即属心脾之分，当用参、芪，不当用天雄也。乌、附、天雄之尖，皆是向下，其气下行，其脐乃向上生苗之处。寇宗奭言其不肯就下，张元素言其补上焦阳虚，皆是误认尖为上耳。惟朱震亨以为下部之佐者，得之而未发出此义。卢子由曰：天以体言，雄以用言，不杂于阴柔，不惑于邪乱。若夫风寒湿痹证及积聚邪气，金疮，嫌于无阳者，乃得行险而不失其正。

乌头

气味辛温，有毒。主治诸风，风痹，血痹，半身不遂，除寒冷，温养脏腑，去心下坚痞，感寒酸痛。洁古《珍珠囊》。附。乌头，乃初种而未旁生附子者，乌头如芋头，附子如芋子，本一物也。其形如乌之头，因以为名。各处皆有，以川中出者入药，故医家谓之川乌。李士材曰：大抵寒证用附子，风证用乌头。

乌喙

气味辛温，有大毒。主治中风，恶风，洗洗出汗，除寒湿痹，欬逆上气，破积聚寒热，其汁煎之名射罔，杀禽兽。《别录》。附。《本经》名乌头，《别录》名乌喙，今时名草乌。乃乌头之野生者，处处有之。其根外黑内白，皱而枯燥，其性大毒，较之川乌更烈。与前条洁古所言者不可一例用也。

王琢崖曰：草乌头，今杭人多植于庭院，九月开花，淡紫娇艳，与菊同时，谓之鹦哥菊，又谓之双鸾菊、鸳鸯菊、僧鞋菊，皆以花之形状名之。根有大毒，与川中所出之乌头迥别。古时乌头、乌喙随时所称，非有异也。后人以形正者有似乌鸟之头，其两歧相合而生者，有似乌鸟之喙，以此别之。然形状虽殊，主治则一，何妨混称，隐庵恐后人以混称误用，或致伤人，因将乌头判属川乌，乌喙判属草乌，虽属强分，其用心大有益于天下后世。

《崇原》 乌喙虽亦名乌头，实乃土附子也，性劣有毒，但能搜风胜湿，开顽痰，破坚积，治顽疮，以毒攻毒，究不若附子益太阳之标阳，助少阳之火热，而使神机环转也，用者辨之。

王琢崖曰：草乌之毒甚于川乌，盖川乌由人力种莳，当时则采，草乌乃野生地上，多历岁月，故其气力尤为勇悍。犹之芋子，人植者无毒，可啖，野生者有毒不可啖，其理一也。又川乌先经盐淹，杀其烈性，寄至远方，为日稍久，故其毒少减，草乌未经淹制，或系现取，其毒较甚。卢不远曰：人病有四，痹、风、痿、厥，草乌力唯宣痹风。阳行有四，曰升、降、出、入，草乌力唯从升出。但阳喜独行而专操杀业，如刚愎人所当避忌。

采乌头捣汁煎之，名曰射罔，猎人以敷箭镞射鸟兽，中者立死，中人亦立死。《日华本草》云：人中射罔毒以甘草、蓝汁、小豆叶、浮萍、冷水、荠苨皆可解，用一味御之。

仲氏曰：今人制造酒药，凡川乌、草乌暨各种毒品，亦皆在内，名曰绍兴酒药，酿酒易熟且多，气味香烈，杭俗盛行，而受其害者比比也。古人作酒，以曲蘖分黄白，故无毒。杭州佳酿亦然，唐人有十千兑得余杭酒之咏。今何舍旧图新耶。

大黄

气味苦寒。无毒。主下瘀血，血闭寒热，破癥瘕积聚，留饮宿食，荡涤肠胃，推陈致新，通利水谷，调中化食，安和五脏。大黄，《本经》谓之黄良，后人谓之将军，以其有伐邪去乱之功力也。古时以出河西、陇西者为胜，今蜀川、河东、山陕州郡皆有，而以川中锦纹者为佳。八月采根，根有黄汁，其性滋润，掘得者，竿于树枝上，经久始干。

《崇原》 大黄味苦气寒，色黄臭香，乃肃清中土之剂也。其性走而不守，主下瘀血血闭，凡气血不和，则为寒为热，瘀血下而寒热亦除矣。留饮宿食，在于肠胃，癥瘕积聚，陈垢不清，此皆有余之实象，故又曰荡涤肠胃，推陈致新。夫肠胃不和，则水谷不通利，陈垢不去，则食不化而中不调，曰通利水谷，乃荡涤肠胃之功也。曰调中化食，即推陈致新之验也。《玉机真脏论》云：五脏者，皆禀气于胃。胃者，五脏之本也，胃气安则五脏亦安，故又曰安和五脏。愚按：大黄抑阳养阴，有安和五脏之功，故无毒。《本经》名曰黄良，而列于下品者，以其下瘀破积，行泄太迅耳，后人称为将军，亦由乎此。

西北之人，土气敦厚，阳气伏藏，东南之人，土气虚浮，阳气外泄。总察四方之人，凡禀气厚实，积热留中，大黄能养阴而推陈致新。若素禀虚寒，虽据证当用大黄，亦宜量其人而酌减，此因五方五土，与禀质之有不同也。至《伤寒·阳明篇》中三承气汤皆用大黄。大承气、调胃承气，与芒硝同用，所以承在上之火热而调其肠胃使之下泄也。小承气但用大黄，不用芒硝，所以行肠胃之燥结也，燥结行而阴阳上下内外皆和。今人不知伤寒精义，初起但发散而消食，次则平胃而挨磨，终则用大黄以攻下。不察肌表经脉之浅深，不明升降出入之妙义。胸膈不舒，便谓有食；按之稍痛，更云有食；外热不除，必绝其谷；肠虚不便，必下其粪。处方用药，必至大黄而后已。夫禀质敦厚，或感冒不深，虽遭毒害，不即殒躯，应一二日而愈者，必至旬日，应旬日而愈者，必至月余。身愈之后，医得居功。若正气稍虚，或病邪猖獗，亦以此医治之，此医但知此法，鲜不至死。噫！医所以寄死生，可以言瞽而察秋毫之末乎。不思结网，但知羡鱼，耻也。旁门管窥，居之不疑，耻更甚焉。

《经读》 大黄色正黄而臭香，得土之正气正色，故专主脾胃之病。其气味苦寒，故主下泄。凡血瘀而闭则为寒热，腹中结块，有形可征曰癥，忽聚忽散曰瘕，五脏为积，六腑为聚，以及留饮宿食，得大黄攻下，皆能已之。自荡涤肠胃下五句，是申明大黄之效。末一句是总结上四句，又大申大黄之奇效也。意谓人只知大黄荡涤肠胃，功在推陈，抑知推陈即所以致新乎！人知大黄通利水谷，功在化食，抑知化食即所以调中乎！且五脏皆禀气于胃，胃得大黄运化之力而安和，而五脏亦得安和矣。此《本经》所以有黄良之名也。有生用者，有用清酒洗者。

[批] 此专言大黄之治效。

仲氏曰：明末疫气流行，患者先病募原不解，则入肠胃而伤阴，神昏易绝，此时急宜大黄，无论西北东南，均须重用，犹奇恒痢急仗大承气汤，缓则不及也。详见吴又可《温疫论·奇恒痢》，见《类辩》。又曰：附子、大黄皆下品要药，该用则用。察之者，医也。医所以寄死生，然不读《论》《略》等书，何以能察，故《崇原》极言之。

半夏

气味辛平，有毒。主治伤寒寒热，心下坚，胸胀欬逆，头眩，咽喉肿痛，肠鸣，下气，止汗。半夏，青、齐、江、浙随处有之。二月生苗，一茎高八九寸，茎端三叶，三三相偶，略似竹叶，其根圆白。五月八月采根，晒干，不厌陈久。

《崇原》《月令》五月半夏生，盖当夏之半也。《脉解篇》云：阳明者，午也。五月，盛阳之阴也，半夏生当夏半，白色味辛，禀阳明燥金之气化。主治伤寒寒热者，辛以散之也。阳明胃络，上通于心，胃络不通于心，则心下坚。胸者，肺之部，阳明金气，上合于肺，金气不和于肺，则胸胀欬逆。半夏色白属金，主宣达阳明之气，阳明之气宣达，则诸患自痊。后人以半夏和胃止呕，亦从此参出也。金能制风，故治头眩及咽喉肿痛；燥能胜湿，故治肠鸣之下气而止汗。

《经读》半夏气平，禀天秋金之燥气，而入手太阴；味辛有毒，得地西方酷烈之味，而入手足阳明。辛则能开诸结，平则能降诸逆也。伤寒寒热，心下坚者，邪结于半表半里之间，其主之者，以其辛而能开也。胸胀欬逆，咽喉肿痛，头眩上气者，邪逆于巅顶胸膈之上，其主之者，以其平而能降也。[批]《经读》又云：止汗者，另著其辛中带涩之功也。仲景于小柴胡汤用之，以治寒热；泻心汤用之，以治胸满肠鸣。少阴咽痛亦用之，《金匮》头眩亦用之，且呕者必加此味，大得其开结降逆之旨。用药悉遵《本经》，所以为医中之圣。又曰：今人以半夏功专祛痰，概用白矾煮之，服者往往致吐，且致酸心少食，制法相沿之陋也。古人只用汤洗七次去涎，今人畏其麻口，不敢从之。余每年收干半夏数十斤，洗去粗皮，以生姜汁、甘草水浸一日夜，洗净，又用河水浸三日，一日一换，撼起蒸熟，晒干切片，隔一年用之，甚效。盖此药是太阴、阳明、少阳之大药，祛痰却非专长。仲景诸方加减，俱云呕者加半夏，痰多者加茯苓，未闻以痰多加半夏也。[批] 半夏生用者少，熟用者多。故《经读》定为制法，隔一年用之。隔一年则岁运一周矣。

仲氏曰：半夏小大不等。伤寒苦酒汤，以鸡子壳一枚，纳半夏十四枚，则十四枚皆不过豌豆粗细可知矣。《浅注长沙方歌括》以为伤寒原本，半夏洗破十四枚，谓洗一枚破作十四枚也，后人将原本翻刻，脱去"破"字，不破则十四枚之数，岂一鸡子壳所能容。此则就半夏之大者言之，洗净破用，亦无不可。

连翘

气味苦平，无毒。主治寒热，鼠瘘，瘰疬，痈肿，恶疮，瘿瘤，结热，蛊毒。连翘，出汴京及河中、江宁、润、淄、泽、兖、鼎、岳、南康诸州皆有之，而以蜀中者为胜。有大翘、小翘二种。大翘生下湿地，叶如榆叶，独茎，赤色稍间，开花黄色可爱，秋结实，形如莲，内作房瓣，气甚芳馥，根黄如蒿根。小翘生冈原之上，叶茎花实皆似大翘，但细小耳。实房黄黑内含黑子，根名连轺。须知大翘用实不用根，小翘用根不用实。

《崇原》 连翘味苦性寒，形像心肾，禀少阴之气化。[批] 此是大翘实。主治寒热、鼠瘘、瘰疬者，治鼠瘘、瘰疬之寒热也。夫瘘有内外二因，内因曰鼠瘘，外因曰瘰疬。其本在脏，其末在脉，此内因而为水毒之瘘，故曰鼠瘘也。陷脉为瘘，留连肉腠，此外因而寒邪薄于肉腠之瘘，故曰瘰疬也。是鼠瘘起于肾脏之毒，留于心主之血脉；瘰疬因天气之寒，伤人身之经脉也。连翘形像心肾，故并治之。痈肿恶疮，肌肉不和，瘿瘤结热，经脉不和，连翘味苦，其气芳香，能通经脉而利肌肉，故并治之。受蛊毒者在腹，造毒者在心，苦寒泄心，治造毒之原。芳香醒脾，治受毒之腹，故又治蛊毒。《灵枢·寒热论》有云：鼠瘘，寒热之毒气也，留于脉而不去者也，其本在于水脏，故曰鼠，上通于心主之脉，颈腋溃烂，故曰瘘。鼠瘘寒热之毒气者，言鼠瘘水毒而为寒，上合心包而为热也。《本经》"寒热"二字，作如是观。今人不解《本经》，仅事剿袭，谓连翘主治寒热，出于神农之言，凡伤寒、中风之寒热，一概用之。岂知风寒之寒热，起于皮肤，鼠瘘之寒热，起于血脉，风马牛不相及也。嗟嗟！为医者，可不知《内经》乎？《灵枢》论营卫血气之生始出入，脏腑经脉之交合贯通，乃医家根本之学，浅人视为针经而忽之，良可惜也。李时珍曰：连翘状似人心，两片合成，其中有仁甚香，乃少阴心经、厥阴包络气分主药，而兼清手足少阳、手阳明经之热也。

翘根

气味甘寒平，有小毒。主治下热气，益阴精，令人面悦好，明目。久服轻身耐老。《本经》：翘根，生嵩高平泽，二月八月采。陶隐居曰：方药不用，人无识者。王好古曰：此即连翘根也。张仲景治伤寒瘀热在里，身色发黄，用麻黄连轺赤小豆汤。注云：连轺即连翘根，今从之。[批] 此是小翘根。

桔梗

气味辛微温，有小毒。主治胸胁痛如刀刺，腹满肠鸣幽幽，惊恐悸气。桔梗，近道处处有之，二三月生苗，叶如杏叶而有毛，茎如笔管，紫赤色，高尺余，夏开小花，紫碧色，秋后结实，其根外白中黄有心，味辛而苦。若无心味甜者，荠苨也。

《崇原》 桔梗根色黄白，叶毛味辛，禀太阴金土之气化，味苦性温，花茎紫赤，又禀少阴火热之气化。主治胸胁痛如刀刺者，桔梗辛散温行，能治上焦之胸痛，而旁行于胁，复能治少阳之胁痛，而上达于胸也。腹满肠鸣幽幽者，腹中寒则满，肠中寒则鸣，腹者土也，肠者金也，桔梗禀火土金相生之气化，能以火而温腹满之土寒，更能以火而温肠鸣之金寒也。惊恐悸气，少阴病也，心虚则惊，肾虚则恐，心肾皆虚则悸，桔梗得少阴之火化，故治惊恐悸气。

愚按：桔梗治少阳之胁痛，上焦之胸痹，中焦之肠鸣，下焦之腹满。又惊则气上，恐则气下，悸则动中，是桔梗为气分之药，上中下皆可治也。张元素不参经义，谓桔梗乃舟楫之药，载诸药而不沉。今人熟念在口，终身不忘。夫以元素杜撰之言为是，则《本经》几可废矣。医门豪杰之士，阐明神农之《本经》、轩岐之《灵》《素》、仲祖之《论》《略》，则千百方书，皆为糟粕。设未能也，必为方书所囿，而蒙蔽一生矣，可畏哉。[批] 世衰道微，人皆自是，往往信今疑古，不能稽古知今，所以庸医满天下。隐庵教人只用《本经》及《灵》《素》《论》《略》，可谓简矣。学者简练揣摩，深造有得，则身已在堂上，不难辨堂下人曲直。千百方书，皆堂下人也。

白头翁根

气味苦温，无毒。主治温疟狂易寒热，癥瘕积聚，瘿气，逐血，止腹痛，疗金疮。白头翁，高山、田野处处有之。正月生苗，叶如杏叶，上有细白毛，茎头着花，紫色如木槿花，近根有白茸，根紫色，深如蔓菁。其苗有风则静，无风而摇，与赤箭、独活同也。陶隐居曰：近根处有白茸状如白头老翁，故以为名。寇宗奭曰：白头翁生河南洛阳界，于新安山野中尝见之。山中人卖白头翁丸，言服之寿考，不失古人命名之义。

《崇原》 白头翁，气味苦温，无风而摇，禀东方甲乙之气，风动之象也，有风反静，得西方庚辛之气，金能制风也。主治温疟者，温疟之邪，藏于肾脏，狂易寒热，温疟病也，白头翁禀木气，而透发母邪，故治之。气血滞而不行，则为癥瘕积聚，瘿气，白头翁禀金气而破积滞，故治之。又曰逐血者，言积滞去，则瘀不留也。又曰止腹痛者，言积滞去，则痛不作也。金疮之疗，即和血行瘀之效耳。

甘遂

气味苦寒，有毒。主治大腹疝瘕，腹满，面目浮肿，留饮宿食，破癥坚积聚，利水谷道。甘遂，始出太山及代郡，今陕西、江东、京口皆有。苗似泽漆，茎短小而叶有汁，根皮色赤，肉色白，作连珠状，大如指头。实重者良。

《崇原》　土味曰甘，径直曰遂，甘遂苦味，以其泄土气而行隧道，故名甘遂。土气不和，则大腹隧道不利则疝瘕，大腹则腹满，由于土不胜水，外则面目浮肿，内则留饮宿食，甘遂治之泄土气也。为疝为瘕，则癥坚积聚，甘遂破之，行隧道也。水道利则水气散，谷道利则宿积除，甘遂行水气而通宿积，故利水谷道。

《乘雅》论甘遂：其为方也，为大为急；其于剂也，为通为泄。但气味苦寒偏于热，为因寒则非所宜矣。

天南星

气味苦温，有大毒。主治心痛寒热，结气，积聚伏梁，伤筋痿拘缓，利水道。《本经》之虎掌，今人谓之天南星。处处平泽有之。四月生苗，状如荷梗，高一二尺，一茎直上，茎端有叶如爪，歧分四布，岁久则叶不生而中抽一茎作穗，直上如鼠尾，穗下舒一叶如匙，斑烂似素锦一片，裹茎作房，穗上布蕊满之，花青褐色，子如御粟子，生白熟则微红，久又变为蓝色，其根形圆色白，大如半夏二三倍。曰虎掌者，因叶形似之；曰天南星者，以根形圆白如天上南方之大星，取以为名也。

《崇原》　天南星色白根圆，得阳明金土之气化，味苦性温，又得阳明燥烈之气化，故有大毒。主治心痛寒热结气者，苦先入心而清热，温能散寒而治痛结也。积聚伏梁者，言不但治痛结无形之气，且治有形之积聚伏梁，所以然者，禀金气而能攻坚破积也。伤筋痿拘缓者，言筋受伤而痿拘能缓也。夫小筋受伤而弛长为痿，犹放纵而委弃也，大筋受伤而软短为拘，犹缩急而拘挛也，阳明主润宗筋束骨而利机关，故伤筋痿拘能缓。缓，舒缓也。利水道者，金能生水，温能下行也。

《真传》《本经》只有南星，并无胆星。南星色白味辛，禀金气而祛风豁痰，功同半夏，今人以牛胆制为胆星，味苦性冷。中风痰涎上涌，多属三焦，火虚土崩水泛，斯时助正散邪，壮火祛寒，犹恐不济，而粗工昧昧，不审其本，但治其末，投以苦冷之胆星，和以清凉之竹沥，必至生阳绝灭而死。

仲氏曰：半夏气味辛平有毒，南星气味苦温有大毒，性不尽同，则主治亦不尽同。士宗谓南星功同半夏，以其同禀阳明之气化耳。

大戟

气味苦寒，有小毒。主治蛊毒，十二水，腹满急痛积聚，中风皮肤疼痛，吐逆。大戟，始出常山，今近道皆有之，多生平泽。春生红芽，渐长丛高，茎直中空，叶长狭如柳，折之有白汁，三四月开黄紫花，根皮有紫色，有黄白色，浸于水中，水色青绿。杭州紫大戟为上，江南土大戟次之，北方绵大戟根皮柔韧如绵而色白，甚峻利，能伤人。

《崇原》 大戟生于西北，茎有白汁，味苦气寒，皮浸水中，其色青绿，乃禀金水木相生之气化。水能生木，则木气运行，故主治蛊毒。治蛊毒者，土得木而达也。金能生水，则水气运行，故主治十二水。十二经脉环绕一身，十二水者，一身水气不行而肿也。腹满急痛积聚，言病蛊毒，则腹满急痛，内有积聚，大戟能治之。中风皮肤疼痛，言病十二水，则身中于风而皮肤疼痛，大戟亦能治之。吐逆者，腹满急痛积聚，则土气不和，中风皮肤疼痛，则肌表不通，皆致吐逆，而大戟皆能治之也。

泽漆

气味苦微寒，无毒。主治皮肤热，大腹水气，四肢面目浮肿，丈夫阴气不足。泽漆，《本经》名漆茎。李时珍云：《别录》陶氏皆言泽漆是大戟苗，《日华子》又言是大戟花，其苗可食。然大戟苗泄人，不可为菜。今考《土宿本草》及《宝藏论》诸书，并云泽漆是猫儿眼睛草，一名绿叶绿花草，一名五凤草。江湖、原泽、平陆多有之，春生苗，一科分枝成丛，柔茎如马齿苋，绿叶如苜蓿叶，叶圆而黄绿，颇似猫睛，故名猫儿眼。茎头凡五叶中分，中抽小茎五枝，每枝开细花，青绿色，复有小叶承之，齐整如一，故又名五凤草、绿叶绿花草。茎有白汁黏人，其根白色有硬骨，以此为大戟苗者，误也。据此，则泽漆是猫儿眼睛草，非大戟苗也，今方家用治水蛊、脚气有效，尤与神农本文相合。自汉人集《别录》误以名大戟苗，故诸家袭之尔。愚按：泽漆与大戟同类而各种，用者须知之。

李时珍曰：泽漆利水功类大戟，人又见其茎有白汁，遂误以为大戟。大戟根苗皆有毒泄人，而泽漆根硬不可用，苗亦无毒，可作菜食，而利丈夫阴气，甚不相侔也。

《崇原》　泽漆五枝五叶，白汁白根，禀金土之精，故能制化其水，盖金生水而土制水也。气味苦寒，故主治皮肤热；土能制水，故治大腹水气，四肢面目浮肿；金能生水，故治丈夫阴气不足。

《金匮》有泽漆汤，治欬逆上气。欬而脉浮者，厚朴麻黄汤主之；欬而脉沉者，泽漆汤主之。

常山

气味苦寒，有毒。主治伤寒寒热，热发温疟，鬼毒，胸中痰结吐逆。常山，又名恒山。出益州及汉中，今汴西、淮、浙、湖南州郡皆有，生山谷间。茎高三四尺，圆而有节，其叶似茗，两两相对。二月作白花，青萼，五月结实青圆。常山者，根之名也，状似荆根细实而黄者谓之鸡骨常山，用之最胜。其苗别名蜀漆。古时根苗皆入药用，今时但用常山不用蜀漆，犹之赤箭、天麻，但用天麻无有用赤箭者。[批] 其叶俗名甜茶，乡间作苦之人，每因久疟不止，无力延医，取其叶和砂糖煮服。

《崇原》 恒山，北岳也，后以汉文帝讳恒，遂改名常山。此草名常山，亦名恒山，李时珍疑其始出于常山，故得此名，余以此思常山之草，盖禀西北金水之化，而气出于东南。主治伤寒寒热者，从西北之阴而外出于阳。热发温疟者，乃先发热之温疟，温疟病藏于肾，常山从西北而出于东南，则温疟可治也。神气乃浮，则鬼毒自散。阳气外行，则胸中痰结自消，痰结消而吐逆亦平矣。

愚按：伤寒寒热，言伤寒之病，先寒后热也；热发温疟，言温疟之病，先热发而后寒也。言不尽意，以意会之。

《阴阳离合论》云：圣人南面而立，前曰广明，后曰太冲。太冲之地，名曰少阴；少阴之上，名曰太阳。是太阳之气根于少阴，主于肤表。常山从少阴而达太阳之气以外出，所谓因于寒，欲如运枢，起居如惊，神气乃浮者是也。

蜀漆

气味辛平，有毒。主治疟及欬逆寒热，腹中坚癥痞结，积聚邪气，蛊毒鬼疰。蜀漆见上常山注，其功用亦与常山相等。

《崇原》 蜀漆能通金水之气，以救火逆，又能启太阳之阳，以接助其亡阳，亦从阴出阳之药也。故《伤寒·太阳篇》云：伤寒脉浮，医以火迫劫之，亡阳，必惊狂，起卧不安者，桂枝去芍药加蜀漆牡蛎龙骨救逆汤主之。又《金匮》论云：疟多寒者，名曰牡疟，蜀漆散主之。

李时珍谓：常山、蜀漆有劫痰截疟之功，须在发散表邪，及提出阳分之后，用之得宜，神效立见，用失其法，真气必伤。愚谓：疟乃伏邪，有留于脏腑募原之间而为三阴疟者，有藏于肾脏而为先热后寒之温疟者，有气藏于心而为但热不寒之瘅疟者。常山主通少阴太阳之气，从阴出阳，自内而外，则邪随气出，所谓有故无殒。若邪已提出阳分，而反用之，岂不妄伤正气乎。李蕲阳数十年苦心，始成《纲目》，而其间发明议论，有与经旨不合者，长于纂集，而少于参究故也。

《真传》 今人咸谓常山截疟，截之早，恐成臌胀，岂知常山乃治疟之要药，三阳轻浅之疟，不必用也，若太阴脾土虚寒，而为脾寒之疟，及间二日发而为三阴之疟，必须温补剂中佐以常山，方能从阴出阳，散寒止疟。

仲氏曰：仲景方中用蜀漆，今人用常山，犹是先民矩矱，然蜀漆力量较胜，虽《本经》先根次苗，而仲景用苗舍根，病机有浅深，故用舍不同如此，读《伤寒》《金匮》自知。

葶苈子

气味辛寒，无毒。主治癥瘕积聚，结气，饮食寒热，破坚逐邪，通利水道。葶苈子，始出藁城平泽田野间，汴东、陕西、河北州郡亦有之，近以彭城、曹州者为胜。春初生苗叶，高六七寸，似荠，故《别录》名狗荠。根白色，枝茎俱青，三月开花，微黄，结角子扁小如黍粒微长，黄色。《月令》：孟夏之月靡草死。许慎、郑元注皆云：靡草，狗荠、葶苈之属是也。

《崇原》 葶苈花实黄色，根白味辛，盖禀土金之气化。禀金气，故主治癥瘕积聚之结气；禀土气，故主治饮食不调之寒热。破坚逐邪，金气盛也；通利水道，土气盛也。王琢崖曰：李杲引《本草十剂》云：泄可去闭，葶苈、大黄之属，二味皆大苦寒，一泄血闭，一泄气闭。朱丹溪谓葶苈属火性急，善逐水，病人稍涉虚者宜远之。李时珍曰：葶苈子有甜、苦二种，甜者下泄之性缓，虽泄肺而不伤胃，苦者下泄之性急，既泄肺而兼伤胃，故古方多以大枣辅之。若肺中水气膹满急者，非此不除，但水去则止，不可过剂。《淮南子》云：大戟去水，葶苈愈胀，用之不节，乃反成病。此皆言葶苈之宜与忌耳。[批]《金匮》葶苈大枣泻肺汤，是苦葶苈，当如法制配。若甜葶苈性缓，不配大枣可也。

《百种录》 葶苈滑润而香，专泻肺气。肺为水源，故能泻肺，即能泻水。[批]泻肺气之实。凡积聚寒热，从水气来者，此药主之。

大黄之泻，从中焦始；葶苈之泻，从上焦始。故《伤寒论》中承气汤用大黄，而陷胸汤用葶苈也。[批]言葶苈主治虽不仅上焦，而其用必从上焦始。

莞花

气味苦寒，有毒。主治伤寒，温疟，下十二水，破积聚、大坚癥瘕，荡涤胸中留澼饮食，寒热邪气，利水道。莞音饶。

莞花始出咸阳、河南中牟，今所在有之，以雍州者为胜。苗似胡荽，茎无刺，花细黄色，六月采花阴干。

《崇原》《诊要经终论》云：五月六月，天气高，地气盛，人气在头。莞花气味苦寒，花开炎夏，禀太阳本寒之气，而合太阳之标阳，故苦寒有毒。伤寒者，寒伤太阳，莞花气合标阳，故治伤寒。温疟者，病藏于肾，莞花气禀寒水，故治温疟。膀胱水气，借太阳阳热而运行于周身，则外濡皮毛，内通经脉，水气不行，则为十二经脉之水，莞花合太阳之阳，故下十二水，且破阴凝之积聚，及大坚之癥瘕。太阳之气，从胸膈以出入，故荡涤胸中之留澼痰饮，及饮食内停之寒热邪气。水气得阳热而运行，故利水道。

按《伤寒论》云：伤寒表不解，心下有水气，干呕发热而欬，若微利者，小青龙汤加莞花如鸡子大，熬令赤色。大如鸡子，形圆象心也，熬令赤色，取意象火也，是莞花气味虽属苦寒，而有太阳之标阳，恐后世不能司岁备物，故加炮制如是尔。

芫花

气味辛温，有小毒。主治欬逆上气，喉鸣喘，咽肿短气，蛊毒①鬼疟，疝瘕痈肿，杀虫鱼。芫花，《本经》名去水，言其功也。

---

① 蛊毒：原作"虫毒"，据石印本及《本草崇原》改。

《别录》名毒鱼，言其性也。根名黄大戟，言其似也。俗人因其气恶，又名头痛花。近道处处有之。春生苗，茎紫色，长一二尺，叶色青厚则黑，二月开花，有紫赤黄碧白数种，根色黄白如桑根。小人争斗者，取其叶接擦皮肤，辄作赤肿如被伤以诬人。和盐擦卵，能染其壳若赭色。

《崇原》 草木根荄之在下者，性欲上行，花实之在上者，性复下降，此物理之自然也。芫花气味辛温，花开赤白，禀金火之气化，主行心肺之气下降，故治欬逆上气，喉鸣而喘，以及咽肿而短气。禀火气，故治虫毒鬼疟；禀金气，故治疝瘕痈肿；辛温有毒，故杀虫鱼。

仲氏曰：尝有人寻取各种土产药物，如芫花、商陆之类，无不混称草头，见病治病，单用一味，为害何可胜言。然其心亦犹医家之不欲误人也。误人由于贪利，天下未有贪利之徒，而能体物性，察物情，学医者，其鉴诸。

萹蓄

气味苦平，无毒。主治浸淫疥瘙疽痔，杀三虫。萹蓄，一名扁竹，处处有之，多生道旁。春时蔓延布地，苗似瞿麦，叶细绿如竹，弱茎促节，节紫赤似钗股，三月开细红花，如蓼蓝花状，结细子，炉火家烧灰炼霜用。

《崇原》 浸淫疮从口流向四肢者可治，从四肢流来入口者不可治，说见《金匮要略》。口乃脾窍，脾属四肢，萹蓄禀火气而温土，故主治脾湿之浸淫。充肤热肉之血，不澹渗于皮毛，则为疥瘙，萹蓄禀东方之木气，故主治疥瘙。浸淫可治，则疽痔亦可治矣。疥瘙可治，则三虫亦可治矣。缘其禀木火之气，通利三焦，从经脉而达于肌腠皮肤，故主治如此。

商陆根

气味辛平，有毒。主治水肿，疝瘕，痹熨，除痈肿，杀鬼精物。商陆所在有之，春生苗，高二三尺，茎青赤极柔脆，叶如牛舌而长，夏秋开花作朵，根如萝卜，似人形者有神。有赤、白二种，白根者花白，赤根者花赤，白者入药，赤者甚有毒，不可服，服之见鬼神，俗名章柳，相传刻其根为人，能通鬼神也。[批] 商陆可入散，不可作汤。《伤寒》牡蛎泽泻散内有商陆根，熬用。

《崇原》 商陆禀金土之气化，故气味辛平。以根花白者为良。主治水肿者，辛走气，土胜水，气化则水行，水散则肿消也。治疝瘕者，疝瘕乃厥阴肝木之病，而金能平之也。痹熨，犹言熨痹，肌腠闭痹，商陆熨而治之，火温土也。除痈肿者，金主攻利也。杀鬼精物者，金主肃杀也。

藜芦

气味辛寒，有毒。主治蛊毒，欬逆，泄痢肠澼，头疡疥瘙恶疮，杀诸虫毒，去死肌。藜芦，一名山葱，所在山谷有之。茎下多毛，三月生苗，高五六寸，茎似葱根，色青紫，外有黑皮裹茎，宛似棕榈根，长四五寸许黄白色。

《崇原》 藜芦气味辛寒，其根黄白，外皮黑色，禀土金水相生之气化。土气运行，则能治蛊毒；金气流通，则能治欬逆；水气四布，则能治泄痢肠澼也。治头疡疥瘙，金制其风也；治恶疮，水济其火也；杀诸虫毒，土胜湿而解毒也。土主肌肉，故又去死肌。

仲氏曰：他本草以藜芦为吐剂，后人或配参用。《金匮》有藜芦甘草汤证，详见《金匮歌括》，即《浅注》并出之歌括也。《崇原》释《本经》主治，故不言吐，第吐能解散邪毒，此又言外之意，以俟人会而通之。

旋覆花

气味咸温，有小毒。主治结气，胁下满，惊悸，除水，去五脏间寒热，补中下气。旋覆花，《本经》名金沸草，《尔雅》名盗庚。近道皆有，多生水边及下湿地。二月以后生苗，长一二尺，茎柔细，叶似柳，六月至七八月开花，状如金钱菊淡黄色，中心细白茸作丛，花圆而覆下，故名旋覆。相传叶上露水滴地即生，故繁茂。

《崇原》 花名旋覆者，花圆而覆下也。草名金沸者，得水露之精，清肺金之热沸也。又名盗庚者，开黄花白茸于长夏金伏之时，盗窃庚金之气也。气味咸温有小毒，盖禀太阳之气化。夫太阳之气，从胸胁以出入，故主治胸中结气，胁下胀满。太阳不能合心主之神气以外出则惊，寒水之气动于中则悸，旋覆花能旋转于外而覆冒于下，故治惊悸。太阳为诸阳主气，气化则水行，故除水。五脏如五运之在地，天气旋覆于地中，则五脏之寒热自去矣。去五脏间寒热，故能补中。治结气胁满惊悸除水，故能下气也。[批]作汤绢包防毛粘肺增欬。

《经读》 旋覆花气温，禀风气而主散；味咸，得水味润下而软坚。味胜于气，故以味为主。唯其软坚，故结气胁下满等证，皆能已之。唯其润下，故停水惊悸，及五脏郁滞而生寒热等证，皆能已之。借咸降之力，上者下之，水气行，痰气消，而中气自然受补矣。[批]旋覆花主治之理，《崇原》备矣。《经读》复为浅说，使人人可以共知。

青葙

气味苦微寒，无毒。主治邪气，皮肤中热，风瘙身痒，杀三虫。

子，气味同，主治唇口青。青葙，处处有之，乃野鸡冠也，子名草决明。花叶与鸡冠无二，但鸡冠花穗或团或大而扁，此则梢间出穗，状如兔尾。水红色，亦有黄白色者。穗中细子黑而光亮，亦与鸡冠子及苋子无异。

《崇原》 青葙开花结实于三秋，得秋金清肃之气，故主清邪热，去风瘙，杀三虫。《辨脉篇》曰：唇口反青，四肢絷习者，此为肝绝也。［批］此处浑释青葙花叶之主治。青葙花开黄白，结黑子于深秋，得金水相生之化，以养肝木，故子治唇口青。肝气得其生化，故今时又用以明目。［批］此处专释青葙子，以明子与花、叶气味虽同，而功用微有不同。

贯众根

气味苦微寒，有毒。主治腹中邪热气，诸毒，杀三虫。贯众，所在山谷有之，多生山阴近水处。数根丛生，交相贯穿，故《本经》名贯节，又名百头。形如大瓜，直而多枝，皮黑肉赤，黑须丛簇，春生赤苗，圆叶锐茎，黑毛布地，冬夏不死，四月花白，七月实黑。

《崇原》 贯众气味苦寒，色多赤黑，盖禀少阴水火之气。主治腹中邪热气，诸毒，禀水气也。杀三虫，禀火气也。

仲氏曰：贯众根有毒，置之水缸辟水毒，其水作食，可辟温疫气，与《本经》主治之意相符。

蛇含草

气味苦微寒，无毒。主治惊痫寒热，邪气，除热，金疮疽痔，鼠瘘恶疮，头疡。蛇含草，始出益州山谷，今处处有之，生土石上或下湿地。蜀中人家亦种之辟蛇。一茎五叶或七叶。有两种：细叶者名蛇含，一名紫背龙牙；大叶者名龙含。含一作衔，含、衔二字义同，通用。陶隐居曰：当用细叶有黄花者。李时珍曰：龙含亦入疮膏用。抱朴子曰：蛇含膏连已断之指。

《崇原》 蛇含草始出西川，气味苦寒，花开黄色。西川金也，苦寒水也，黄色土也，禀土金水之气化。惊痫或寒或热，风无定象也，金能制风，故主治惊痫之寒热。邪气者，邪热之气，寒能清热，则邪气治而热亦除也。金疮不愈，由于肌肉不和，土能生肌，则金疮可治也。禀土金水之气，而和在下之经脉，则治疽痔；和在上之经脉，则治鼠瘘、恶疮、头疡。

狼毒根

气味辛平，有大毒。主治欬逆上气，破积聚，饮食寒热，水气恶疮，鼠瘘疽蚀，鬼精蛊毒。杀飞鸟走兽。狼毒，始出陇西秦亭山谷，及奉高太山诸处，今陕西州郡及辽石州亦有之。叶似商陆，茎叶上有毛，其根皮色黄，肉色白。以实重者为良，轻浮者为劣。陶隐居曰宕昌亦出之，乃言只有数亩地生，蝮蛇食其根，故难得，今用出汉中及建平云。

《崇原》 狼毒草有大毒，禀火气也；气味辛平，茎叶有毛，入水则沉，禀金气也。禀金气故主治肺病之欬逆上气。金能攻利，故破积聚。破积聚则饮食壅滞而为寒为热之病亦可治矣。水气，水寒之气也，水气而濡则有恶疮鼠瘘疽蚀，并鬼精蛊毒之病，狼毒禀火气而温脏寒，故皆治之，又言其毒能杀飞鸟走兽，草以狼名，殆以此故。李时珍曰：观其名，则知其毒矣。

[批] 狼毒内服甚少，若恶疮、鼠瘘之类，或汤洗或捣敷。

狼牙根

气味苦寒，有毒。主治邪气热气，疥瘙恶疡疮痔，去白虫。狼牙，《本经》名牙子，《别录》名狼齿，《吴普本草》名犬牙，又名抱牙。始出淮南川谷及冤句，今江东州郡所在有之。其根黑色若兽之齿牙，故有诸名。

《崇原》 狼性灵智，此草根如兽之齿牙，而专以狼名者，疑取其上下灵通之义。气味苦寒，能导寒水之气上行，以散在表之邪气、热气，及皮肤之疥瘙恶疡，而苦寒又能下泄，以除在下之疮痔，及在内之白虫。

愚按：此草禀性纯阴，故有毒。可治少阳之火热疮烂，《金匮要略》曰：少阴脉滑而数者，阴中即生疮，阴中蚀疮烂者，狼牙汤洗之是也。

羊蹄根

气味苦寒，无毒。主治头秃疥瘙，除热，女子阴蚀。羊蹄，一名牛舌草，一名秃菜。羊蹄以根名，牛舌以叶名，秃菜以治秃疮名也。所在有之，近水及下湿地极多。秋深则生，凌冬不死，春发苗高三四尺，叶大者长尺余，如牛舌之形。入夏起薹，开青白花，花叶一色，成穗结子，夏至即枯，根长近尺，赤黄色如大黄、胡萝卜之形，故一名羊蹄大黄，俗人谓之土大黄。子名金荞麦，烧炼家用以制铅汞。

《崇原》 羊蹄，水草也，生于川泽及近水湿地，感秋气而生，经冬不凋，至夏而死，盖禀金水之精气所生。金能制风，故治头秃疥瘙；水能清热，故除热；苦能生肌，故治女子阴蚀。

羊踯躅花

气味辛，温，有大毒。主治贼风在皮肤中淫淫痛，温疟，恶毒，诸痹。羊踯躅，近道诸山皆有之。茎高三四尺，叶似桃叶，夏开花，五出蕊，瓣皆黄色。羊食其花、叶，即踯躅而死，故又名闹羊花。

《崇原》 羊乃火畜而兼土金，南方赤色，其畜羊，火也，在辰为未土也，在卦为兑，金也。羊踯躅花色黄，气味辛温，与羊同禀火土金之化，花质轻扬，性热善行，故有大毒，羊食之则同气相感而受毒，踯躅而死。主治贼风在皮肤中淫淫痛者，治金主之皮毛，土主之肤肉，此以毒攻毒也。治温疟恶毒者，治火主之经脉，辛温以托随经内薄之邪也。诸痹乃皮与脉肉之痹，而踯躅亦治之也。王琢崖曰：闹羊花，羊食之则死，有毒故也。隐庵谓同气相感而受毒，似不必参究至此。李时珍曰：此物有大毒，曾有人以其根入酒饮，遂至于毙。《和剂局方》治中风瘫痪，伏虎丹中亦用之，但不多服耳。

仲氏曰：闹羊花之毒，亚于阿芙蓉而性更急，不得已以毒攻毒，酌用可也，若捵入烟酒能杀人。乾隆时杭州渐行绍兴酒药，亦捵少许。琢崖为酒客示戒，故加注而引李时珍之言。

瓜蒂

气味苦寒，有毒。主治大水，身面四肢浮肿，下水，杀蛊毒。欬逆上气，及食诸果，病在胸腹中，皆吐下之。蔕，今作蒂。瓜蒂，一名苦丁香，乃甜瓜蒂也。《别录》云：瓜蒂生嵩高平泽，七月七日采，阴干。今则甜瓜一种，北土、中州处处皆莳植矣。三月下种，延蔓而生，叶大数寸，五六月开黄花，六七月瓜熟，其类最繁，有圆、有长、有尖、有扁。大或径尺，小或一捻。或有棱，或无棱。其色或青或绿，或黄斑，或糁斑，或白路，或黄路，其瓤或白或红，其子或黄或赤，或白或黑。王祯《农书》云：瓜品甚多，不可枚举。以状得名者，有龙肝、虎掌、兔头、狸首、羊髓、蜜筒之称；以色得名者，有乌瓜、白团、黄瓡、白瓡、小青、大斑之别。然其味不出乎香甜而已。雷敩曰：凡使勿用白瓜蒂，要取青绿色。瓜气足时其蒂自然落在蔓上者，采得系屋东有风处吹干用。

王琢崖曰：今浙中之香瓜即甜瓜也，诸瓜之中，惟此瓜最甜，故名甜瓜，亦惟此瓜有香，故谓之香瓜。余瓜不尔也。今人治黄疸初起，取其蒂烧灰存性，用少许吸鼻中流出黄水而愈，极验。

《崇原》 甜瓜生于嵩高平泽，味甘臭香，色黄。盖禀天地中央之正气，其瓜极甜，其蒂极苦，合火土相生之气化，故主治大水，及身面四肢浮肿。所以然者，禀火土之气，达于四旁，而能制化其水湿，故又曰下水。土气运行，故杀蛊毒。下水，故治欬逆上气。味极苦，能涌能泄，故食诸果病在胸腹中者，皆可吐下之也。

愚按：苦为阴，甘为阳，此系蔓草，性惟上延，以极苦之蒂，生极甜之瓜，直从下而上，从阴而阳，故《伤寒》《金匮》方作为吐剂。

莨菪子

气味苦寒，有毒。主治齿痛出虫，肉痹拘急。久服轻身，使人健行，走及奔马，强志益力，通神见鬼。多食令人狂走。莨音浪，菪音荡。

莨菪子一名天仙子。《别录》曰：生海滨川谷及雍州，今所在皆有之。叶似菘蓝，茎叶皆有细白毛。四月开花，紫色或白色，五月结实有壳作罂子，状如小石榴，房中子至细，青白色如粟米粒。

《崇原》 莨菪子气味苦寒，有毒。得太阳之气化，以内合于少阴，太阳上禀寒气，下有标阳，寒能制火，故治齿痛。阳能散阴，故治出虫。太阳阳热之气，不温肌腠则肉痹，太阳主筋所生病，筋不柔和则拘急，太阳之气行，斯肉痹拘急可愈矣。久服轻身，使人健行，走及奔马者，太阳本寒标热，少阴本热标寒，太阳合少阴而助跷脉也。盖阳跷者，足太阳之别，起于跟中出于外踝。阴跷者，足少阴之别，起于跟中，循于内踝。莨菪子禀太阳、少阴标本之精，而助跷脉，斯轻身健走若是矣。禀阴精之气，故强志益力。禀阳热之化，故通神见鬼。下品之药，不宜久服。《本经》既言久服之效，又云多食令人狂走，戒之也。

仲氏曰：久服者，以些少莨菪子配他药为汤为散，非多食也。《崇原》随经注明，不漏一句，不遗一义。

夏枯草

气味苦辛寒，无毒。主治寒热，瘰疬鼠瘘，颈疮，破癥瘕瘿结气，脚肿湿痹，轻身。颈，旧作头，讹，今改正。

夏枯草，《本经》名夕句，又名乃东，处处原野、平泽间甚多。冬至后生苗叶，对节生，似旋覆花叶而有细齿，背白，苗高一二尺许，其茎微方，三四月茎端作穗，长一二寸，开花淡紫色，似丹参花结子，每一萼中有细子四粒，夏至后即枯。

《崇原》 夏枯草禀金水之气，故气味苦辛寒，无毒。主治寒热、瘰疬、鼠瘘、颈疮者，禀水气而上清其火热也。破癥瘕瘿结气者，禀金气而内削其坚积也。脚肿乃水气不行于上，湿痹乃水气不布于外，夏枯草感一阳而生，能使水气上行环转，故治脚气湿痹，而且轻身。

仲氏曰：长夏暑湿交蒸，人之畏热贪凉者，往往诸病杂出，所以土人夏月煮茗，每加夏枯草。礼失而求诸野，斯之谓与！

蚤休

气味苦微寒，有毒。主治惊痫，摇头弄舌，热气在腹中。蚤休，《图经》名紫河车，《唐本草》名重楼金线，后人名三层草，又名七叶一枝花。处处有之，多生深山阴湿之地。一茎独上，高尺余，茎当叶心，叶绿色似芍药，凡二三层，每一层七叶，茎头于夏月开花，一花七瓣，花黄紫色，蕊赤黄色，长三四寸，上有金线垂下，秋结红子，根似肥姜，皮赤肉白。谚云：七叶一枝花，深山是我家，痈疽如遇者，一似手拈拿。又道家有服食紫河车根法，云可以休粮。[批]《图经》以蚤休为紫河车，可入药；俗本草又以人胞为紫河车，不可入药。

《崇原》 一者，水之生数也；七者，火之成数也；三者，一奇二偶，合而为三也。蚤休三层，一层七叶，一花七瓣，禀先天水火之精，故主治惊痫，摇头弄舌。惊痫而摇头弄舌，乃小儿胎惊胎痫也，胎惊胎痫，乃热毒之气，得于母腹之中，故曰热气在腹中。

愚按：蚤休一名河车，服食此草，又能辟谷，为修炼元真，胎息长生之药，故主治小儿先天受热之病，学者得此义而推广之，则大人小儿后天之病，亦可治也。

王琢崖曰：《日华本草》言紫河车治胎风手足搐。隐庵解热气在腹中，亦云热毒之气，得于母腹之中。然即谓摇头弄舌由小儿内热所致，不作深一层解亦可。

苏恭曰：醋磨，敷痈肿蛇毒甚效。

仲氏曰：一官，年富力强，误信人胞即是紫河车，每月制服一具，谓可长生。殊不知人胞有毒，服食非徒无益，而又害之矣，后果然。又曰：辟谷者，元真充积，少食亦不觉饥，非竟辟去也，辟去则绝谷而亡，何可为训。

白及根

气味苦平，无毒。主治痈肿，恶疮败疽，伤阴死肌，胃中邪气，贼风鬼击，痱缓不收。白及，近道处处有之。春生苗叶如生姜、藜芦，三四月抽出一薹，开花红紫色，长寸许，中心吐舌，宛若草兰。今浙人谓之箬兰花，后结实，七月中熟，黄黑色。根似菱，黄白色，有三角，节间有毛，可为末作糊，性稠黏难脱。[批] 及字，《本经》原文。

《崇原》 白及气味苦平，花红根白，得阳明少阴之气化，少阴主藏精，而精汁生于阳明，故主治痈肿恶疮，贼风痱缓诸证。

白蔹根

气味苦平，无毒。主治痈肿疽疮，散结气，止痛除热，目中赤，小儿惊痫，温疟，女子阴中肿痛，带下赤白。白蔹，《本经》名白草，近道处处有之。二月生苗，多在林中蔓延，赤茎叶如小桑，五月开花，七月结实，根如鸡鸭卵而长，三五枚同一窠，皮黑肉白，一种赤蔹，皮肉皆赤，而花实功用相同。

《崇原》 蔹者，取秋金收敛之义，古时用此药敷敛痈毒，命名盖以此。有赤、白二种，赋禀与白及相同，故主治不甚差别。白及得阳明少阴之精汁，收藏于下，是以作糊稠黏，白蔹乃蔓草，性惟上延而引津液濡上，故兼除热清目，小儿惊痫。及女子阴中肿痛，带下赤白，又治温疟者，其性从下而上，主清下焦之热也。

仲氏曰：时书以白及、白蔹，色白气平，为肺家药，似与《本经》之纲领未符。若从纲领会通条目，然后肺家一层，亦可意会。但白蔹作糊稠黏，性同白及。故《金匮》薯蓣丸二十一味，独白蔹仅用二分。

鬼臼

气味辛温，有毒。主治杀虫毒，鬼疰精物，辟恶气不祥，逐邪，解百毒。鬼臼，《本经》名九臼，《别录》名天臼。出九真山谷及冤句、荆州、峡州、襄州，近以钱塘、余杭、径山者为上。生深山岩石之阴，其叶六出或五出如雁掌，茎端一叶如伞，旦时东向，暮则西倾，盖随日出没也。花红紫如荔枝在叶下，常为叶所蔽，未尝见日，故俗名羞天花。一年生一茎，茎枯则根作一臼，新根次年另生，则旧根中腐，新陈相易，九年乃作九臼。九臼者有神，根形如苍术及黄精之歧曲，以连生白窍为别也。臼形如马眼，故《本经》又名马眼。

《崇原》 鬼臼以九臼者为良，故名九臼。九，老阳之数也。阳者，天气也，故《别录》名天臼，气味辛温，禀太阳阳热乾金之气，故主杀虫毒鬼疰精物，及恶物不祥，并逐邪解百毒。《金匮》方治伤寒令愈不复者，助太阳之气也。盖阳气者，若天与日，此花随天日旋转，而又不见天日，犹天德惟藏不自明也。

梓白皮

气味苦寒，无毒。主治热毒，去三虫。梓，为木中之王，其花色紫，其荚如箸，长近尺，冬后叶落而荚犹在树。李时珍曰：梓木处处有之，有三种木理，白者为梓，赤者为楸，梓之美纹者为椅，楸之小者为榎。

《崇原》 梓、楸同类，梓从辛，楸从秋，禀金气也，气味苦寒，禀水气也。禀水气，故主治热毒；禀金气，故主杀三虫。《阳明篇》云：伤寒瘀热在里，身必发黄，麻黄连轺赤小豆汤主之。内用梓白皮，义可知矣。[批]修园曰：如无梓白皮，以茵陈代之亦妥。

柳花

气味苦寒，无毒。主治风水黄疸，面热黑。柳，处处有之。有杨有柳，乃一类二种。杨叶圆阔，柳叶细长，杨枝硬而扬起，故曰杨。柳枝弱而垂流，故曰柳。柳有蒲柳、杞柳、柽柳之别，喜生水旁，纵横倒顺，插之皆生。春初生柔荑即开黄蕊花是为柳花。至春晚花中结细黑子，蕊落而絮出如白绒，因风飞舞，着于衣物能生虫蛀，入池沼即为浮萍，是为柳絮。盖黄蕊未结子时为花，结子蕊落即为絮矣。古者春取榆、柳之火。《开宝本草》有柽柳，一日三起三眠，又名三眠柳。《尔雅》名河柳，即今儿医治痘疹，所谓西河柳是也，乃寒凉通利下行小便之药，用者以意会之。

《崇原》 柳性柔顺，喜生水旁，受寒水之精，感春生之气，故纵横顺逆，插之皆生。得春气则能助肝木以平土，故主治风水黄疸；得水精则能清热气而资面颜，故治面热黑。

柳叶

气味苦寒，无毒。主治恶疥痂疮马疥，煎汁洗之，立愈。又疗心腹内血，止痛。马疥，马鞍热气之疮疥也。《别录》。附。

杨柳枝及根白皮

气味苦寒，无毒。主治痰热淋疾，可为浴汤，洗风肿瘙，煮酒漱齿痛。近今以屋檐插柳经风日者，煎汤饮，治小便淋浊痛，通利水道。《唐本草》。附。王琢崖曰[①]：李时珍谓柳枝去风，消肿止痛，其嫩枝削为牙杖，涤齿甚妙。琦按：佛教食后漱口，必嚼杨枝。毗奈耶云：嚼杨枝有五利：一口不臭，二口不苦，三除风，四除热，五除痰癊是也。然削为牙杖，久则枯燥，当以生枝削用。［批］佛教空寂，不用

---

① 王琢崖曰：王琦（字琢崖）按语在《本草崇原》中标作"按"或"琦按"，仲氏引用时标为"王琢崖曰"。此处《本草崇原》并无"按"字，疑仲氏之误。

格物，杨枝系拾唐人唾余，更不如修养家习知药性矣。医家每欲借重，诚何心哉。

郁李仁

气味酸平，无毒。主治大腹水肿，面目四肢浮肿，利小便水道。郁李，山野处处有之，树高五六尺，花叶枝干并似李子，如小李。生青熟红，味甘酸可啖，花实俱香，《尔雅》所称棠棣，即是此树。

《崇原》 李乃肝之果，其仁当治脾，郁李花实俱青，其味酸甘，其气芳香，甲己合而化土也。土气化，则大腹水肿、面目四肢浮肿自消，小便水道自利。

巴豆

气味辛温，有毒。主治伤寒温疟寒热，破癥瘕结聚，坚积留饮，痰澼大腹，荡练五脏六腑，开通闭塞，利水谷道，去恶肉，除鬼毒蛊疰邪物，杀虫鱼。巴豆，出巴郡川谷，今嘉州、眉州、戎州皆有之。木高一二丈，叶似樱桃而厚大，初生青色，后渐黄赤，至十二月叶渐凋，二月复渐生，四月旧叶落尽，新叶齐生，即花发成穗，微黄色，五六月结实作房，青色，七八月成熟而黄。类白豆蔻，渐渐自落乃收之。一窠有三子，子仍有壳，用之去壳。戎州出者，壳上有纵纹隐起如线，或一道，或二道，或三道，土人呼为金线巴豆，最为上品。

《崇原》 巴豆生于巴蜀，气味辛温，花实黄赤。大热有毒，其性慓悍。主治伤寒温疟寒热者，辛以散之，从经脉而外出于肌表也。破癥瘕结聚、坚积留饮、痰澼大腹者，温以行之，从中土而下泄于肠胃也。用之合宜，有斩关夺门之功，故荡练五脏六腑，开通闭塞，闭塞开通则水谷二道自利矣。其性慓悍，故去恶肉。气合阳明，故除鬼毒蛊疰邪物，杀虫鱼。经云：两火合并，是为阳明。巴豆味极辛，性大温，具两火之性，气合阳明，故其主治如此。[批] 大热故有毒，其性剽悍，故有斩关夺门之功，如下文所言是也。然必有如是之病，才可用如是之药。隐庵恐人拘忌不用，用者又失重轻，因于圈外从巴霜叙出白散方，可谓面面俱到矣。

愚按：凡服巴霜，即从胸胁大热达于四肢，出于皮毛，然后复从肠胃而出。《伤寒论》有白散方，治伤寒寒实结胸用此，古人称为斩关夺门之将，用之若当，真瞑眩瘳疾之药，否则非徒无益，而反害矣。

雷丸

气味苦寒，有小毒。主杀三虫，逐毒气，胃中热，利丈夫，不利女子。雷丸，出汉中、建平、宜都及房州、金州诸处，生竹林土中。乃竹之余气所结，故一名竹苓。上无苗蔓，大小如栗，状似猪苓而圆，皮黑而微赤，肉白甚坚实。

《崇原》 雷丸是竹之余气，感雷震而生。竹茎叶青翠，具东方生发之义，震为雷，乃阳动于下。雷丸气味苦寒，禀冬令寒水之精，得东方震动之气，故杀阴类之三虫，而逐邪毒之气。得寒水之精，故清胃中热。震为雷，为长男，故利丈夫不利女子。王琢崖曰：《别录》云雷丸久服，令人阴痿，当是气味苦寒，久服精寒，在男子为阴痿，在女子为子宫寒冷不能受孕，其不利可知。《本经》乃两分之，曰利丈夫，不利女子，未审何义。马志云：疏利男子元气，不疏利女子脏气。隐庵则有震为雷，为长男之解，皆当另参。

仲氏曰：琢崖以《本经》利丈夫，不利女子之言，疑隐庵之解，乃添注于后，引征《别录》，而经旨终不明晰。仍应以《崇原》解之。震为雷，为长男，为苍筤竹。雷出地奋，得竹之余气而成雷丸。男子乾体阳刚，动象也。雷丸禀寒水之精，得震动之气，阳变阴合，故利丈夫。若女子坤体阴柔，静象也。雷丸虽气味苦寒，实感雷震而生竹地，苗蔓全无，以体阴之人，服雷震之药，则阴躁而柔道牵矣，故不利女子。

代赭石

气味苦寒，无毒。主治鬼疰，贼风，蛊毒，杀精物恶鬼，腹中毒邪气，女子赤沃漏下。代赭石，《本经》名须丸，《别录》名血师。研之作朱色，可以点书，故俗名土朱，又名铁朱。管子曰：山上有赭，其下有铁。《北山经》曰：少阳之山，中多美赭。《西山经》曰：石脆之山，灌水出焉，中有流赭，皆谓此石。《别录》曰：代赭生齐国山谷，赤红青色如鸡冠，有泽染爪甲不渝者良。今代州、河东、江东处处山中有之，以西北出者为良。

《崇原》 赭石，铁之精也，其色青赤，气味苦寒，禀水石之精，而得木火之化。主治鬼疰、贼风、蛊毒者，色赤属火，得少阳火热之气，则鬼疰自消也，石性镇重，色青属木，得厥阴风木之气，故治贼风蛊毒也。其曰杀精物恶鬼，腹中毒邪气，皆从以上诸治而申言之也。赭石，一名血师，能治冲任之血，故治女子赤沃漏下。

《经解》 代赭石，气寒，禀天冬寒之水气，入足少阴肾经，味苦无毒，得地南方之火味，入手少阴心经。天地者，阴阳之体；水火者，阴阳之用也。肾为坎水，代赭石气寒益肾，则肾水中一阳上升；心为离火，代赭石味苦益心，则心火中一阴下降。水升火降，阴阳互藏其宅，而天地位矣，故鬼疰邪气、精魅恶鬼、贼风毒邪，不能相干，即或有邪，亦必祛逐也。寒可清热，苦可泄邪，所以又主蛊毒，及腹中邪毒也。肾主二便，心主血，血热则赤沃漏下，苦寒清心，心肾相交，所以主女子赤沃漏下也。［批］此解与代赭石之性恰合，所以诠释主治的确不移，绝无浮光掠影。

《经读》 仲景代赭旋覆花汤，代赭石用之极少，后人昧其理而重用之，且赖之以镇纳诸气，皆荒经之过也。

铅丹

气味辛微寒，无毒。主治吐逆反胃，惊痫癫疾，除热下气，炼化还成九光，久服通神明。铅丹，一名丹粉，今炼铅所作黄丹也。铅名黑锡，又名水中金，五金中之属水者也。凡银坑处皆有之。

《崇原》 铅丹本金水之精，得火化而变赤，气味辛微寒，盖禀金质而得水火之气化。主治吐逆反胃者，火温其土也。治惊痫者，水济其火也。治癫疾者，火济其水也。气味辛寒，寒能除热，辛能下气也。炼化还成九光者，炼九转而其色光亮，还成黑铅也。炼化还光而久服，则金水相生，水火相济，故通神明。

愚按：铅有毒，炼铅成丹则无毒。铅丹下品，不堪久服。炼铅丹而成九光则可久服，学者所当意会也。［批］既成九光，可配他药制为小丸服之。

仲氏曰：铅丹即黄丹也，所治之病，须配他药作汤服之，不宜单用。故伤寒太阳方，有柴胡加龙骨牡蛎汤，连铅丹共十二味。

铅粉

气味辛寒，无毒。主治伏尸，毒螫，杀三虫。因化铅而成粉，故名铅粉。《本经》名粉锡，《别录》名胡粉，今名水粉。李时珍曰：铅锡一类也，古人名铅为黑锡，故名粉锡。

《崇原》　伏尸者，伏于泉下之尸，相瘕而为传尸鬼疰之病。铅粉从黑变白，从阴出阳，故主治伏尸。禀水气而性寒，故消螫毒。禀金气而味辛，故杀三虫。

愚按：黄丹、铅粉，皆本黑锡所成，而变化少有不同。变白者，得金水之气而走气分；变赤者，得火土之气而走血分。黄丹禀火土之气，故入膏丹，主痈疽恶疮之用，今时则用铅粉收膏药，以代黄丹。

仲氏曰：黑锡虽成铅粉，本性犹存，所治之病，亦须配他药内服。如《金匮》甘草粉蜜汤治蛔虫，以甘蜜诱之，以白粉杀之，即先贤温胆汤加黄丹治癫痫，清镇并用，无非配之之义也。独仲景审证配药，出奇制胜有如斯。

戎盐

气味咸寒，无毒。主明目目痛，益气，坚肌骨，去毒蛊。戎盐，产自西戎，故名戎盐。生酒泉、福禄城东南之海中。相传出于北海者青，出于南海者赤，此由海中潮水溅渍山石，经久则凝结为盐，不假人力而成。所谓南海北海，乃西海之南北，非南方之海也。青红二种，皆名戎盐，今医方但用青盐矣。

《崇原》　戎盐由海中咸水，凝结于石土中而成，色分青赤，是禀天一之精，化生地之五行，故主助心神而明目，补肝血而治目痛，资肺金而益气，助脾肾而坚肌骨，五脏三阴之气，交会于坤土，故去蛊毒。

石灰

气味辛温，有毒。主治疽疡疥瘙，热气恶疮，癞疾死肌，堕眉，杀痔虫，去黑子息肉。石灰，一名石垩，又名石锻。山中人烧青石为之作一土窑，下用柴或煤炭作一层，上累青石作一层，如是相间，作数层，自下发火，层层自焚，一昼夜则石成灰矣。化法有风化、水化二种，入药宜用风化，且陈年者。

《崇原》 石者土之骨，以火煅石成灰，色白味辛性燥，乃禀火土之气，而成燥金之质。遇风即化，土畏木也，遇水即化，火畏水也。禀金气而祛风，故治疽疡疥瘙；禀土气而滋阴，故治热气恶疮，癞疾死肌。禀性燥烈，服食少而涂抹多，涂抹则堕眉杀痔虫，去黑子息肉。苏颂曰：古方多用石灰合百草团末治金疮，殊胜。李时珍曰：石灰止血神品也，但不可着水，着水则肉烂。今时以石灰同韭菜捣成饼，粘贴壁上，阴干细研成末，治跌打损伤，皮肉破处止血如神。

仲氏曰：铅粉石灰，外治居多。石灰经久风化者，内用能治蛔痛，然无别药可配，或指撮少许，开水冲下，候至水冷且清，取水炖服亦佳，此为市远家贫者，暂救其急云尔。

天鼠屎

气味辛寒，无毒。主治面痈肿，皮肤洗洗时痛，腹中血气，破寒热积聚，除惊悸。天鼠，《本经》名伏翼，列于上品，即蝙蝠也。天鼠屎，《日华本草》名夜明砂。天鼠罕用，夜明砂常用，故录之。天鼠冬蛰夏出，昼伏夜飞，多处深山崖穴中及人家旧屋内。食蚊蚋、乳石精汁。李时珍曰：凡采得以水淘去灰土、恶气，取细砂晒干，焙用，其砂即蚊蚋眼也。

《崇原》 蝙蝠形极类鼠，而飞翔空中，故曰天鼠；身有翼而昼伏，故曰伏翼。屎乃蚊蚋、乳石之余精，气味辛寒，感阳明、太阳金水之化。主治面痈肿者，面属阳明也；皮肤洗洗时痛者，皮肤属太阳也。痈肿则血气不和，阳明行身之前，而治面之痈肿，则腹中血气之病，亦可治也。皮肤洗洗，则身发寒热，皮肤时痛，则寒热积聚，太阳主通体之皮肤，而治皮肤洗洗之时痛，则自发寒热而邪积凝聚者，亦可破也。肝病则惊，心病则悸，除惊悸者，禀阳明金气而除风木之惊，禀太阳水气而除火热之悸也。

仲氏曰：禀金气水气，则风火害眼，亦可治矣。然《本经》不言。今眼科用治翳障。

蝦蟆

气味辛寒，有毒。主治邪气，破癥坚血，痈肿阴疮，服之不患热病。《本经》下品有蝦蟆，《别录》下品有蟾蜍，乃一类二种也。蝦蟆生陂泽中，背有黑点，身小能跳，作呷呷声，举动极急。蟾蜍在人家湿处，身大青黑无点，多疿癗，不能跳，不解作声，行动迟缓，功用大同小异。李时珍曰：古方多用蝦蟆，今方多用蟾蜍，考二物功用亦不甚远，今人只用蟾蜍有效，而蝦蟆不复入药，疑古人所用者亦多是蟾蜍，盖古时通称蟾蜍为蝦蟆耳。王荆公《字说》云：俗言蝦蟆怀土，取置远处，一夕复还其所，虽或遐之，常慕而返，故名蝦蟆。今俗传其能作土遁，盖亦有所本云。

《崇原》 蝦蟆生于阴湿陂泽，能作土遁，其色黄黑，气味辛寒，盖禀土金水之气化所生。主治邪气者，辛以散之也。禀金气，故破癥坚血；禀土气，故治痈肿阴疮；禀水气，故服之不患热病。

蜈蚣

气味辛温，有毒。主治鬼疰蛊毒，啖诸蛇、虫、鱼毒，杀鬼物老精，温疟，去三虫。蜈蚣，江以南处处有之。春出冬蛰，节节有足，双须歧尾，头上有毒钳，入药以头尾赤者为良。蜈蚣一名天龙，能制龙蛇蜥蜴。畏蝦蟆、蛞蝓、蜘蛛、雄鸡。庄子所谓物畏其天，《阴符经》所谓禽之制在气也。

《崇原》 蜈蚣色赤性温，双钳两尾，头尾咸红，生于南方，禀火毒之性，故《本经》主治，皆是以火毒而攻阴毒之用也。

愚按：蛇属金，蜈蚣属火，故能制之。鸡应昴宿，是又太阳出而燼火灭之义矣。

仲氏曰：隐庵注释药性，全从格物得来。问物类如鸡食蜈蚣，鸡烹则反噬，犹蛇捕鼠，蛇蛰则反噬，何也？曰：六气有胜复，物在五行中亦有报复，此五行为六气所变动，非物之质性使然。按蜈蚣以火毒为用，当火煅存性。

蚯蚓

气味咸寒，无毒。主治蛇瘕，去三虫，伏尸鬼疰，蛊毒，杀长虫。蚯蚓，生湿土中，凡平泽膏壤地中皆有之。孟夏始出，仲冬蛰藏，雨则先出，晴则夜鸣，其娄如丘。其行也，引而后伸，故名蚯蚓，能穿地穴，故又名地龙。入药宜大而白颈，是其老者有力。《日华子》曰：路上踏杀者，名千人踏，入药更良。

《崇原》 蚯蚓冬藏夏出，屈而后伸，上食稿[①]壤，下饮黄泉，气味咸寒，宿应轸水，禀水土之气化。主治尸疰虫蛊，盖以泉下之水气上升，地中之土气上达，则阴类皆从之而消灭矣。蜈蚣属火，名曰天龙；蚯蚓属水，名曰地龙，皆治鬼疰、蛊毒、蛇虫毒者，天地相交则水火相济。故禀性虽异，而主治却相同。

仲氏曰：天地相交则水火相济，何地龙、天龙作天地相交解，岂二物可合用耶？曰：不然。《崇原》谓二物气味虽异，实皆有如是之功能尔。

蛇蜕

气味咸甘平，无毒。主治小儿百二十种惊痫，蛇痫，癫疾，瘛疭，弄舌摇头，寒热肠痔，蛊毒。蛇蜕，人家墙屋木石间多有之。其蜕无时，但着不净则蜕，或大饱亦蜕。凡青黄苍色者勿用，须白色如银者良，于五月五日蜕者更佳。又蕲州之白花蛇，龙头虎口黑质白花者，其蜕尤佳。

《崇原》 蛇蜕色白如银，至洁至净，气味咸平，禀金水之气化。金能制风，故主治小儿百二十种惊痫、蛇痫之证。癫疾、瘛疭，惊痫病也。弄舌摇头，蛇痫病也。水能清热解毒，故主治大人寒热肠痔、蛊毒。寒热者，肠痔、蛊毒之寒热也。

---

① 稿：通"槁"。

愚按：痫证惟一，既曰惊痫，复曰蛇痫，则痫证不止一端，若以内之七情，外之形象求之，不啻百二十种矣。先圣立言，自在活泼泼地。

斑蝥

气味辛寒，有毒。主治寒热鬼疰，蛊毒，鼠瘘恶疮，疽蚀，死肌，破石癃。斑蝥，甲虫也。斑言其色，蝥言其毒，如矛刺也，所在有之。七八月在大豆叶上，长五六分，大者寸许，黄黑斑纹，乌腹尖喙。《太平御览》引《神农本草经》云：春食芫花为芫青，夏食葛花为亭长，秋食豆花为斑蝥，冬入地中为地胆。其斑蝥甲上有黄黑斑点。芫青青绿色，亭长黑身赤头，地胆黑头赤尾，色虽不同，功亦相近。

《崇原》 斑蝥感秋气，食豆花，气味辛寒，色兼黄黑，盖禀金水之化，而为毒虫，故主散恶毒，消恶疮，攻死肌，破石癃，乃以毒而攻毒也。

仲氏曰：时法斑蝥去翅足，糯米拌炒至米黄为度，去米服。斑蝥攻疮毒及疯狗毒，然而《本经》所列病情，斑蝥应照外科办法，敷贴经穴，透络达邪。故《崇原》只以"散消攻破"四字点眼，按疮毒之治，已见上品龟甲条。若疯狗咬伤，急宜人参败毒散，每味各三钱，紫竹根一把，生地榆一两，煎汤服之，连服七日，或毒血下泄，或伤口出血水，即是效验，犹恐余毒未净，改为每七日服一次，约三四月断根。

蜣螂

气味咸寒，有毒。主治小儿惊痫，瘛疭，腹胀寒热，大人癫疾狂阳。蜣螂，所在有之。有大小二种：小者身黑而暗，不堪入药；大者身黑而光，名胡蜣螂，腹翼下有小黄子附母而飞，见灯光则来，宜入药用。蜣螂以土包粪转而成丸。雄曳雌推，置于坎中，覆之而去，数日有小蜣螂出，盖孚乳于中也，故一名推丸，又名推车客。深目高鼻，状如羌胡，背负黑甲，状如武士，故一名铁甲将军，昼伏夜出，故又名夜游将军。

《崇原》 蜣螂，甲虫也，出于池泽，以土包转而成生育，气味咸寒，是甲虫而禀水土之气化。甲属金，金能制风，故主治小儿惊痫瘈疭。禀土气，故治腹胀之寒热；禀水气，故治大人癫疾之狂阳。

鼠妇

气味酸温，无毒。主治气癃，不得小便，妇人月闭血瘕，痫痓寒热，利水道，堕胎。鼠妇，处处有之，多在人家地上下湿处。凡瓮器底及土坎中更多，形似衣鱼稍大，灰色，多足，背有横纹蹙起。《诗经》所谓蚁蝛在室，即此虫也。[批] 鼠妇与蜣螂熬用，并见《金匮》鳖甲煎丸。

《崇原》 鼠妇感阴湿而生，气味酸温，禀太阳寒水、厥阴风木之化。太阳水气，行于肤表，则气癃而不得小便者可治也。厥阴木气，上行外达，则妇人月闭而为血瘕者可治也。膀胱气癃，在内则不得小便，在外则有痫痓寒热之病，鼠妇治气癃，则痫痓之寒热，亦可治也。不得小便，则水道不利，鼠妇治不得小便，则水道亦可利也。妇人恶血内闭，则为血瘕，新血内聚，则为妊娠，鼠妇治妇人月闭血瘕，则堕胎亦其验矣。

水蛭

气味咸苦平，有毒。主逐恶血瘀血，月闭，破血癥积聚，无子，利水道。水蛭，处处河池有之。种类不一，在山野中者名山蜞，在草中者名草蛭，在泥水中者名水蛭，大者谓之马蜞，今名马蟥。

《崇原》 水蛭乃水中动物，气味咸苦，阴中之阳也。咸苦走血，故主逐恶血瘀血，通月闭。咸软坚，苦下泄，故破血癥积聚，及经闭无子。感水中生动之气，故利水道。

仲祖《伤寒论》治太阳随经瘀热在里，有抵当汤，内用水蛭，下瘀血也。

雀瓮

气味甘平，无毒。主治寒热结气，蛊毒，鬼疰，小儿惊痫。雀瓮，《本经》谓之躁舍，后人谓之蛅蟖房，乃刺毛虫所作窠也，其形如瓮，雀好啄其瓮中之蛹，故名雀瓮，又谓之雀儿饭瓮。刺毛虫，一名蛅蟖，俗名杨瘌子，因其背上毛有毒，能螫人作痛也，生树枝间，如蚕而小，背上有五色斑毛，将老者，口中吐白汁作茧自裹，凝聚渐硬，正如雀卵紫白裥斑，其虫在中成蛹，如蚕之在茧也。夏月羽化而出作蛾，放子于叶间如蚕子。处处树上有之，牡丹上尤多。入药惟取石榴树上及棘上房内有蛹者，正如螵蛸诸树皆有，入药惟取桑上者耳。故《图经》有天浆子之称。《衍义》有棘刚子之号。天浆乃甜榴之名也。

《崇原》雀瓮多生榴、棘树上，夏月羽化而出，毛虫有毒，雀瓮则无毒矣。气味甘平，感木火土之气化。土气和于内外，则寒热结气可治矣。木气条达，则土气苏通，而蛊毒可治矣。

火气光明，则鬼疰及小儿惊痫皆可治矣。

萤火

气味辛微温，无毒。主明目。萤火，《本经》名夜光，《别录》云萤火。生阶地池泽，七月七日取阴干。萤有三种：一种小而霄飞，腹下光明，乃茅根所化，《吕氏月令》所谓腐草化为萤者是也；一种长如蛆蠋，尾后有光，无翼不飞，乃竹根所化，其名曰蠲，《明堂月令》所谓腐草化为蠲者是也；一种水萤，居水中，唐·李子经卿《水萤赋》所谓彼何为而草化，此何为而居泉是也。入药用飞萤。

《崇原》 润下作咸，其臭腐，腐草为萤，禀水气也。荧为火宿，名曰萤火，禀火气也。生于七月，其时大火西流，故气味辛温。水之精，火之神，共凑于目，故《本经》主明目，而《别录》又云通神精。

衣鱼

气味咸温，无毒。主治妇人疝瘕，小便不利，小儿中风，项强背起摩之。衣鱼，一名白鱼，即蠹鱼也。生衣帛及书纸中，故名衣鱼。形略似鱼，身有白粉，其色光亮如银，故又名白鱼。俗传衣鱼入道经中，食神仙字，则身有五色，人得吞之可至神仙，此方士谬传，不可信也。

《崇原》 衣鱼色白，碎之如银，禀金气也，命名曰鱼。气味咸温，禀水气也。水能生木，故治妇人之疝瘕。妇人疝瘕，肝木病也，金能生水，故治小便之不利。小便不利，水不行也。小儿经脉未充，若中于风，日久不愈，则项强背起，乃督脉为病，督脉合肝部属太阳，衣鱼禀金水之化，故当用以摩之。

仲氏曰：《神农本草》三百六十五种，凡胎胪药石，分为上中下三品，明示人以养生疗疾之方，若泛然求之，则天地一药囊，采不胜采，乃后世博物君子，随处搜罗，而《本经》雀瓮、萤火、衣鱼之类，反以为闲冷之药，极微之虫，又在下品之下，存其名而已。《崇原》不惟其名惟其实，而后知《神农本草》，直与羲皇卦象、《黄帝内经》，皆足发造物之藏，启苞符之秘矣。

《本草经读·附录》集说

何首乌

气味苦温，无毒。主瘰疬，消痈肿，疗头面风疮，治五痔，止心痛，益血气，黑髭发，悦颜色。久服长筋骨，益精髓，延年不老。亦治妇人产后及带下。《开宝》

陈修园曰：后世增入药品，余多置而弗论，唯何首乌于久疟久痢多取用之。盖疟少阳之邪也，久而不愈，少阳之气惯为疟邪所侮，俯首不敢与争，任其出入往来，绝无忌惮，纵旧邪已退，而新邪复乘虚入之则为疟，纵新邪未入，而营卫不调之气，自袭于少阳之界亦为疟。首乌妙在直入少阳之经，其气甚雄，雄则足以折疟邪之势，其味甚涩，涩则足以堵疟邪之路。邪若未净者，佐以柴、芩、橘、半，邪若已净者，佐以参、术、芪、归，一二剂效矣。设初疟而即用之，则闭门逐寇，其害有不可胜言者矣。久痢亦用之者，以土气久陷，当于少阳求其生发之气也，亦以首乌之味最苦而涩，苦以坚其肾，涩以固其脱。宜温者与姜、附同用，宜凉者与芩、连同用，亦捷法也。此外，如疽[1]疮五痔之病则取其蔓延而通经络，瘰疬之病则取其入少

---

① 疽：原作"疸"，据文义改。

阳之经，精滑泄泻崩漏之病则取其涩以固脱。若谓首乌滋阴补肾，能乌髭发，益气血，悦颜色，长筋骨，益精髓，延年，皆耳食之误也。凡物之能滋润者，必其脂液之多也；物之能补养者，必气味之和也。试问涩滞如首乌，何以能滋？苦劣如首乌，何以能补？今之医辈竟奉为补药上品，盖惑于李时珍《纲目》不寒不燥，功居地黄之上之说也。余二十年来，目击受害者比比。以医为苍生之司命，不敢避好辩之名也。

延胡索

气味辛温，无毒。主破血，妇人月经不调，腹中结块，崩中淋露，产后诸血症，血晕，暴血冲上，因损下血，煮酒或酒磨服。《开宝》

肉豆蔻

气味辛温，无毒。主温中，消食止泄，治精冷，心腹胀痛，霍乱中恶，鬼气冷症，呕沫冷气，小儿乳霍。《开宝》[①]

补骨脂

气味辛温，无毒。主五劳七伤，胃虚冷，骨髓伤败，肾冷精流，及妇人血气堕胎。《开宝》

陈修园曰：堕胎者，言其人素有堕胎之病，以此药治之，非谓以此药堕之也。上文主字，直贯至此。盖胎借脾气以长，

---

① 开宝：原无，据《神农本草经读·附录》补。

借肾气以举，此药温补脾肾，所以大有固胎之功。数百年来，误以黄芩为安胎之品，遂疑温药碍胎，见《开宝》有"堕胎"二字，遽以"堕"字不作病情解，另作药功解，与上文不相连贯。李濒湖、汪讱庵、叶天士辈因之，贻害千古。或问：《本经》牛膝本文，亦有"堕胎"二字，岂非以"堕"字作药功解乎？曰：彼顶逐血气句来，唯其善逐，所以善堕。古书错综变化，难与执一不通者道。

白豆蔻

气味辛温，无毒。主血积，下气，冷气，止吐逆，反胃，消谷。《开宝》

《医学真传》曰：白豆蔻，宽胸药也。肺居胸膈之上，肺气不布，则胸膈不通，豆蔻能达肺金之气，肺属金，其色白，故曰白豆蔻。

缩砂仁

气味辛涩温，无毒。主虚劳，冷泻，宿食不消，赤白泄痢，腹中虚痛，下气。《开宝》

《医学真传》曰：砂仁原名缩砂蜜，安胎药也，有归宿丹田，退藏于密之义。

郁金

气味苦寒，无毒。主血积，下气，生肌止血，破恶血，血

淋，尿血，金疮。《唐本草》

陈修园曰：时医徇名有二误：一曰生脉散，因其有"生脉"二字，每用之以救脉脱，入咽少顷，脉未生而人已死矣；一曰郁金，因其命名为郁，往往取治于气郁之症，数服之后，气郁未解，而血脱立至矣。医道不明，到处皆然，而江、浙、闽、粤尤其甚者。

又曰：郁金气味苦寒者，谓气寒而善降，味苦而善泄也。其云血积者，血不行则为积，积不去则为恶血。血逆于上，从口鼻而出，则为衄血、吐血。血走于下，从便溺而出，有痛为血淋，无痛为尿血。即金疮之瘀血不去，则血水不断，不能生肌，此物所以统主之者，以其病原皆由于积血，特取其大有破恶血之功也。盖血以气为主，又标之曰下气者，以苦寒大泄其气，即所以大破其血，视他药更进一步。"解郁"二字，不见经传，切不可惑此邪说。若经水不调，因实而闭者，不妨以此决之，若因虚而闭者，是其寇雠。且病起于郁者，即《内经》所谓二阳之病发心脾，大有深旨，若错认此药为解郁而频用之，十不救一。至于怀孕，最忌攻破，此药更不可以沾唇。即在产后，非热结停瘀者，亦不可轻用。若外邪未净者，以此擅攻其内，则邪气乘虚而内陷。若气血两虚者，以此重虚其虚，则气血无根而暴脱。此女科习用郁金之害人也。圣经灼然可据，杂书杂说，居然鱼目混珠，甚为不解。昔人谓不读人间非圣书，吾深有味乎斯言。

神曲

气味辛甘温，无毒。主化水谷，宿食，癥结积聚，健脾暖

胃。《药性》

陈修园曰：凡曲蘖皆主化谷，食积服此便消。或鼻中如闻酒香，药性所生，主治亦不外此。癥结积聚者，水谷之积久而成也。健脾暖胃者，化水谷之效也。除化水谷之外，并无他长。人人以之常服，且云祛百病，怪甚！考造曲之法：六月六日，是六神聚会之日，用白曲百斤，青蒿、茶叶、野蓼各自然汁三升，杏仁研泥，赤小豆为末各三升，以配青龙、白虎、朱雀、元武、勾陈、腾蛇六神通化作饼，麻叶或楮叶包，罯如造酱黄法，待生黄衣，晒干收之。陈久者良。药用六种，以配六神聚会之日，罯发黄衣作曲，故名六神曲。今人除去“六”字，只名神曲，任意加至数十味，无非克破之药，大伤元气，且有百草神曲，害人更甚！近日通行福建神曲，其方于六神本方中，去赤小豆，恶其易蛀，加五苓散、平胃散料及麦芽、谷芽、使君子、榧子、大黄、黄芩、大腹皮、砂仁、白蔻、丁香、木香、藿香、香附、良姜、芍药、防风、秦艽、羌活、独活、川芎、苏叶、荆芥、防己、潞党参、茯苓、莱菔子、苡仁、木通、茶叶、干姜、干葛、枳椇、楂肉、槟榔、青皮、木瓜、薄荷、蝉蜕、桃仁、红花、三棱、莪术、郁金、菖蒲、柴胡、菊花等为末，制为方块，以草罯发黄衣晒干。此方杂乱无序，误人匪浅，而竟盛行一时者，皆误信招牌上夸张等语。而惯以肥甘自奉之辈，单服此克化之品，未尝不通快一时，而损伤元气，人自不觉。若以入方，则古人之方，立法不苟，岂堪此杂乱之药，碍此碍彼乎？且以药末合五谷，罯造发黄而为曲，只取其速于酿化，除消导之外，并无他长，何以统治百病！且表散之品，因罯发而失其辛香之气；攻坚之品，以罯发而失其雄入之权；补养之药，气味中和，以罯发而变为臭腐秽浊之物，伤脾妨胃，更不待言，明者自知。余临症二十年，而泉州一带，先救误服神曲之害者，十居其七。如感冒病，宜审经以发散，若服神曲，则里气以攻伐而虚，表邪随虚而入里矣。伤食新病，宜助胃以克化，伤食颇久，宜承气以攻下，若服神曲，则酿成甜酸秽腐之味，滞于中焦，漫无出路，则为恶心胀痛矣。吐泻是阴阳不交，泄泻是水谷不分，赤白痢是湿热下注，噎膈是贲门干槁，翻胃是命门火衰，痰饮是水气泛溢，与神曲更无干涉，若误服之，轻则致重，重则致死，可不慎哉！

《医学真传》曰：婴儿有病，必忌面食，此麲过之面，与酱无异，虽有药与草汁，并非健脾之品，用无益也。

藿香

气味辛温甘，无毒。主风水毒肿，去恶气，止霍乱，心腹痛。《别录》

前胡

气味苦寒，无毒。主痰满，胸胁中痞，心腹结气，风头痛，去痰，下气，治伤寒寒热，推陈致新，明目益精。《别录》[1]

香附

气味甘微寒，无毒。除胸中热，充皮毛。久服令人益气，

---

① 别录：原无，据《神农本草经读·附录》补。

长须眉。《别录》

《医学真传》曰：香附乃莎草根中之子，子结于根，亦如缩砂有宿密之义，功用略同，然同中之异，尤当辨别，不可因其臭味相近，而概投混施也。

红花

气味辛温，无毒。主产后血晕口噤，腹内恶血不尽绞痛，胎死腹中，并酒煮服。亦主蛊毒。《开宝》

《侣山堂类辩》曰：红花色赤多汁，生血行血之品也。陶隐居主治胎产血晕，恶血不尽绞痛，胎死腹中。《金匮》方，红蓝花酒，治妇人六十二种风，又能主治瘵疟。临川先生曰：治风先治血，血行风自灭。盖风乃阳邪，血为阴液，此对待之法也。花梂茎叶，且多毛刺，具坚金之象，故能胜制风木。夫男女血气相同，仲祖单治妇人六十二种风者，良有以也。盖妇人有余于气，不足于血，所不足者，乃冲任之血，散于皮肤肌腠之间，充肤热肉生毫毛，男子上唇口而生髭须，女子月事以时下，故多不足也。花性上行，花开散蔓，主生皮肤间散血，能资妇人之不足，故主治妇人之风。盖血虚则皮毛之腠理不密，而易于受风也。此血主妊娠，故专治胎产恶血。《灵枢经》云饮酒者，卫气先行皮肤，故用酒煎以助药性。疟邪亦伏于募原之腠理间，故能引其外出。夫血有行于经脉中者，有散于皮肤外者，而所主之药亦有不同，如当归、地黄、茜草之类，主养脉内之血者也，红蓝花主生脉外之血者也，川芎、芍药、丹皮、红曲之类，又外内之兼剂也。学者能体认先圣用药之深心，思过半矣！

金樱子

气味酸涩，无毒。主脾泄下痢，止小便利，涩精气，久服令人耐寒轻身。《开宝》

丁香

气味辛温，无毒。主温脾胃，止霍乱，壅胀，风毒，诸种齿疳䘌，能发诸香。《开宝》

《医学真传》曰：丁香性温热，助三焦之火，以温胃土。丁者火也，故曰丁。

蜀椒

气味辛温，有毒。主邪气欬逆，温中，逐骨节皮肤死肌，寒湿痹痛，下气。久服头不白，轻身增年。去闭口，去目。

椒目同巴豆、菖蒲、松脂、黄蜡为挺，纳耳中治聋。

沉香

气味辛微温，无毒。疗风水毒肿，去恶风。《别录》

《医学真传》曰：沉香从胸膈而下丹田，有下沉之义，故曰沉。

乌药

气味辛温，无毒。主中恶，心腹痛，蛊毒，疰忤鬼气，宿食不消，天行疫瘴，膀胱肾间冷气攻冲背脊，妇人血气，小儿腹中诸虫。《拾遗》

琥珀

气味甘平，无毒。主安五脏，定魂魄，杀精魅邪气，消瘀血，通五淋。《别录》

木瓜

气味酸温，无毒。主湿痹脚气，霍乱，吐下，转筋。《别录》

枇杷叶

气味苦平，无毒。主卒啘不止，下气。刮去毛。《别录》

《侣山堂类辩》曰：枇杷四季常青，叶上多毛。凡草木之生毛者，皆主治肺；多刺者，花开于秋者，皆得坚金之气而能制风。枇杷初秋结蕊，深秋放花，夏时果熟，又得冬令之气，能引寒水以上滋，利肺气以下降，故主治咳嗽卒啘，并下气消痰。

龙眼肉

气味甘平，无毒。主五脏邪气，安志，厌食，除蛊毒，去三虫。久服强魂聪明，轻身不老，通神明。《别录》

山楂[①]子

气味酸冷，无毒。煮汁止水痢，沐头洗身，治[②]疮痒。

小麦

气味甘寒，无毒。主除客热，止烦渴咽燥，利小便，养肝气，止漏血、唾血，令女人易孕。《别录》

马料豆

气味甘平，无毒。生研涂痈肿，煮汁杀鬼毒，止痛，久服令人身重。

绿豆

气味甘寒，无毒。主丹毒，烦热，风疹，药石发动，热气奔豚。生研绞汁服，亦煮食，消肿下气，压热，解石，用之勿

---

① 楂：原作"柤"，据《神农本草经读》改。

② 治：原脱，据《神农本草经读》补。

去皮，令人小壅。《开宝》

扁豆

气味甘微温，无毒。主和中顺气。《别录》

谷芽

气味苦温，无毒。主寒中，下气，除热。《别录》

陈修园曰：凡物逢春萌芽而渐生长，今取干谷透发其芽，更能达木气而制化脾土，故能消导水谷积滞。推之麦芽、黍芽、大豆黄卷，性皆相近。而麦春长夏成，尤得木火之气，凡拂郁致成膨膈等症，用之最妙。人但知其消谷，不知其疏肝，是犹称骥以力也。说本《侣山堂类辩》。

豆豉

气味苦寒，无毒。主伤寒头痛寒热，瘴气恶毒，烦躁满闷，虚劳喘促，两脚疼冷。《别录》

饴糖

气味甘大温，无毒。主补虚乏，止渴，去热，去血。《别录》

薄荷

气味辛温，无毒。主贼风伤寒，发汗，恶气，心腹胀满，

霍乱，宿食不消，下气。煮汁服，亦堪生食。《唐本草》

香薷

气味辛微温，无毒。主霍乱腹痛吐下，散水肿。《别录》

白芥子

气味辛温，无毒。主发汗，胸膈痰冷，上气，面目黄赤。醋研，敷射工毒。《别录》

五灵脂

气味甘温，无毒。主心腹冷气，小儿五疳，辟疫，肠风，通利血脉，女子血闭。酒研。

虎骨

气味辛微热，无毒。主邪恶气，杀鬼疰毒，止惊悸，治恶疮、鼠瘘。头骨尤良。《别录》

小茴香

气味辛温，无毒。主小儿气胀，霍乱呕逆，腹冷，不①下

---

① 不：原脱，据《神农本草经读》补。

食，两胁①痞满。《拾遗》

土茯苓

气味甘淡平，无毒。主治食之当谷不饥，调中止泄，健行不睡。藏器。治拘挛骨痛，恶疮痈肿，解水银汞毒。时珍

槟榔

气味苦辛涩温，无毒。主消谷逐水，除痰癖，杀三虫，伏尸，疗寸白。《别录》

《医学真传》曰：阳热之疟，鳖甲可以攻散。心肾之热疟，菖蒲、黑豆可以交通。邪入郛郭，槟榔、草果可以泄之；邪入膀胱，车前、滑石可以利之。又云：疟病虚寒，久用参、术、姜、桂总不能愈者，参、术、姜、桂之内，须加常山，更须加穿山甲，使经络疏通，疟邪外出，未有不愈者也。若疟后发咳，乃初因疟病，地气不交于肺。今疟止病去，则地气上升，脾肺始交，故咳。苟不助脾气之上升，而反用泄肺之药以下泄，其咳断不能除，转为疟怯，至五年而必死。

牵牛子

气味苦寒，有毒。主下气，疗脚气，水胀，除风毒，利小便。《别录》

陈修园曰：大毒大破之药，不堪以疗内病。惟杨梅疮，或

---

① 胁：原作“筋”，据《神农本草经读》改。

毒发周身，或结于一处，甚则阴器剥，鼻柱坏，囟溃不合。其病多从阴器而入，亦必使之从阴器而出也。法用牵牛研取头末，以土茯苓自然汁泛丸，又以烧裈散为衣。每服一钱，生槐蕊四钱，以土茯苓汤送下，一日三服。服半月效。

忍冬

气味甘温，无毒。寒热，身肿，久服轻身，长年益寿。《别录》[①]

陈修园曰：忍冬气温，得春气而入肝；味甘，得土味而入胃。何以知入胃不入脾？以此物质轻味薄，偏走阳分，胃为阳土也。其主寒热者，忍冬延蔓善走，花开黄白二色，黄入营分，白入卫分，营卫调而寒热之病愈矣。其主身肿者，以风木之气伤于中土，内则病胀，外则病肿，昔人统名为蛊，取卦象山风之义。忍冬甘入胃，胃为艮土；[批]艮为山，巽为风。温入肝，肝为风木。内能使木土合德，外能使营卫和谐，所以善治之也。久服长年益寿者，夸其安内调外之功也。至于疮毒肿毒等症，时医重其功，而《别录》反未言及，以外科诸效，特疏风祛湿，调和营卫之余事耳。

《侣山堂类辩》曰：金银花，花开黄白，藤名忍冬，得水阴之气而蔓延。陶隐居谓能行营卫阴阳，主治寒热腹胀，败毒消肿，盖营卫行而寒热肿胀自消，得阴气而热毒自解，故又治热毒下痢，飞尸鬼疰，喉痹乳鹅。

开之曰：人但知金银花败毒消肿，不知有行营卫血气之功，得冬令寒水之气。

《医学真传》曰：余每用银花，人多异之，谓非痈毒疮疡，

---

① 别录：原无，据《神农本草经读·附录》补。

用之何益？夫银花之藤，至冬不凋，《别录》名忍冬藤，乃宣通经脉之药也。一本之中，花有黄白，气甚芳香，故有金银花之名。金花走血，银花走气，又调和气血之药也。通经脉而调气血，何病不宜？岂必痈毒而后用之哉。

马兜铃

气味苦寒，无毒。主肺热，咳嗽，痰结喘促，血痔瘘疮。《开宝》

陈修园曰：气寒，得水味入肾，味苦，得火味入心。虽云无毒，而偏寒之性，多服必令吐利不止也。《内经》云：肺喜温而恶寒。若《开宝》所云肺热咳嗽，为绝少之症，且所主咳嗽痰结喘促症，与血痔瘘疮外症，同一施治，其为凉膈攻坚之性无疑。今人惑于钱乙补肺阿胶散一方，取用以治虚咳，百服百死。

钩藤

气味微寒，无毒。主小儿寒热，十二惊痫。《别录》

人乳

气味甘咸平，无毒。补五脏，令人肥白悦泽。《别录》

小便

气味咸寒，无毒。疗寒热头痛，温气。童男者良。《别录》

刻《本草崇原》跋 [①]

　　因陋就简，舍其本而末是图，学人之通病也。夫世俗孟浪之说，岂可奉为律令。若《神农本经》与《黄帝内经》并尊，譬之经生家四书五经为文章之根柢，而乃绝不研究，只记百十篇腐烂时文，资应试之用，陋孰甚焉！先民卢不远有鉴于此，因作《本草博议》，其子晋公，广之作《乘雅》。张隐庵、高士宗作《本草崇原》，皆以《本经》为宗而推衍之，发前人所未发者甚多，盖不敢因陋就简，以投时好也。第《乘雅》杂以闲文，语兼晦涩，性根谫陋者苦于难读，《崇原》则诠解明晰，中人以下咸可通晓，似于新学为宜。在昔张君创其始，张殁而高子集其成。之二人者，笃信好学，直接先圣之心传，所著有《内经集注》《素问直解》《伤寒》《金匮》各注，此外又有《针灸秘传》《医学真传》《侣山堂类辩》等书，虽非若各注之精深博大，而开示来学，可谓简而明矣。人因囿于时好，莫能切究，而谈及药性，又辄以《本草纲目》《本草经解》为辞，如是而欲医道之复振，其可得乎！惜也！《崇原》一书，张、高作之，而未锓板，仅留样本，传归胡念庵家，念庵父子谢世后，不知所归。兹从胡之门人高端士处，得其移写副本，字句间有脱误，后之

---

① 刻《本草崇原》跋：此篇从下品"衣鱼"之后移此，标题系整理者所加。

阅者，不免夏五三豕之叹，爰加订正而授之梓，以公于世。厥后又得移写副本，校对重刻。学者苟能依此而详绎之，自知时行之本草，皆逐末忘本，无大功于圣经。由是举一反三，可以入烈山之藩篱，证伊圣之汤液。视彼因陋就简，杂采世俗之说，以处方定剂者，其得失不大有径庭耶！

胥山老人王琦跋语

王绍庸跋 ①

光绪六年岁庚辰，识昴庭先生于甬上，时余方从事于张、高二子《灵》《素》《伤寒》集注直解等书，遇有疑义，辄就先生质问，讲解开示，不啻游先生之门，饮上池水也。旋当道延先生开医局于省垣，于是同道诸君，如李宝庭、程逊斋、施瑞春、章椿伯、林舒青皆萃于一局，复有武林医薮之目。先生思以张、高所注《灵》《素》付官书局重刊，以广其传，而各书自经兵燹，罕有存者，仅杭州丁氏、余杭褚君敦伯雯尚得完本。余亦出所藏，资先生汇付校刊。其书以成，会余就泉唐刑幕，继经膺院司之聘，先生道南作宅，余得比邻僦居，朝夕过从，获聆绪论者垂十数年。先生之言曰：《灵枢》论营卫血气，生始出入，脏腑经脉，交会贯通，明示人以治病标准。若《素问》更理蕴精微，博大广远，直兼天、地、人三者言之，不尽言医，而医道固在其中。又深惜《针灸秘传》一书，乾隆时已不可得。乃于活人之暇，作《本草崇原集说》，每析一义得一解，斟酌再三，折衷至当，同道诸子，固游夏莫赞也。其所主治，悉从名形气味，色相时令，以合天地之五运六气。故论断精确，实有可凭，使读者潜心领悟，自成有本之学。今者新学日盛，国粹

① 王绍庸跋：此标题系整理者所加。

式微，西医治病，尚未明乎运气，恐圣经贤论无复有过门者矣。先生归道多年，哲嗣省三，以《集说》原本，委任校雠。先生既不自序，其凡例亦未订定，惟王琢崖原跋中有先生手为订定者数节，其言简要明显，或本不欲序而即以此改跋示人欤？不获已，与椿伯、舒青往复考订，竭数年之力，参校竣事，其中舛误恐仍不免。兹省三亟拟付梓，爰述其大略如是。并将改跋刊入，仍列琢崖氏名，而志其原委云。

宣统二年二月王绍庸谨跋

药名索引

（按笔画排序）

中医非物质文化遗产临床经典读本